T0123350

Leichte Bewegung – Gewinn für Herz und Hirn

Gert von Kunhardt · Marlén von Kunhardt

Leichte Bewegung – Gewinn für Herz und Hirn

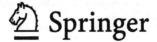 Springer

Gert von Kunhardt
Malente, Deutschland

Marlén von Kunhardt
Malente, Deutschland

ISBN 978-3-662-62045-8   ISBN 978-3-662-62046-5   (eBook)
https://doi.org/10.1007/978-3-662-62046-5

Die Deutsche Nationalbibliothek verzeichnet diese Publikation in der Deutschen Nationalbibliografie; detaillierte bibliografische Daten sind im Internet über http://dnb.d-nb.de abrufbar.

© Der/die Herausgeber bzw. der/die Autor(en), exklusiv lizenziert durch Springer-Verlag GmbH, DE, ein Teil von Springer Nature 2020

Das Werk einschließlich aller seiner Teile ist urheberrechtlich geschützt. Jede Verwertung, die nicht ausdrücklich vom Urheberrechtsgesetz zugelassen ist, bedarf der vorherigen Zustimmung des Verlags. Das gilt insbesondere für Vervielfältigungen, Bearbeitungen, Übersetzungen, Mikroverfilmungen und die Einspeicherung und Verarbeitung in elektronischen Systemen.

Die Wiedergabe von allgemein beschreibenden Bezeichnungen, Marken, Unternehmensnamen etc. in diesem Werk bedeutet nicht, dass diese frei durch jedermann benutzt werden dürfen. Die Berechtigung zur Benutzung unterliegt, auch ohne gesonderten Hinweis hierzu, den Regeln des Markenrechts. Die Rechte des jeweiligen Zeicheninhabers sind zu beachten.

Der Verlag, die Autoren und die Herausgeber gehen davon aus, dass die Angaben und Informationen in diesem Werk zum Zeitpunkt der Veröffentlichung vollständig und korrekt sind. Weder der Verlag, noch die Autoren oder die Herausgeber übernehmen, ausdrücklich oder implizit, Gewähr für den Inhalt des Werkes, etwaige Fehler oder Äußerungen. Der Verlag bleibt im Hinblick auf geografische Zuordnungen und Gebietsbezeichnungen in veröffentlichten Karten und Institutionsadressen neutral.

Einbandabbildung: Gert und Marlén von Kunhardt
Illustrationen: Karl Bihlmeier, Wermelskirchen

Planung/Lektorat: Marion Krämer
Springer ist ein Imprint der eingetragenen Gesellschaft Springer-Verlag GmbH, DE und ist ein Teil von Springer Nature.
Die Anschrift der Gesellschaft ist: Heidelberger Platz 3, 14197 Berlin, Germany

Für unsere Enkelkinder

*Fritz, Paul, Lukas, Maria, Lara, Lilli, Arthur, Arist, Alexis
als Ermutigung*

Vorwort

Die Arznei für schlaue Leute!
Hochaktuell: Dieses Heilmittel hilft bei allen Krankheiten und Beschwerden. Es wirkt als Therapie und Präventionsquelle: Bewegung, Bewegung und Bewegung. Das Rezept dafür können sich auch alle Menschen selbst ausstellen. Es verursacht keine Kosten und hat bei sanfter Dosierung keinerlei Nebenwirkungen. Bewegung hilft gegen Herzinfarkte, Schlaganfälle, Lungenschwäche, Koronarsklerose, Osteoporose, Diabetes mellitus oder Bluthochdruck. Krebs entsteht seltener und Krebspatienten verbessern durch Bewegung ihre Chancen. Laufen und Gehen hebt die Stimmung, wirkt im Gehirn wie eine leise Droge und produziert zahlreiche Glückshormone. Stress wird abgebaut und Angst gedämpft. Ein besseres Psychopharmakon gibt es nicht, wenn Angststörungen, Panikattacken, Depressionen oder Suchtkrankheiten das Leben beeinträchtigen. Bewegung verdrängt Altersgebrechen und Demenzkrankheiten

ebenso erfolgreich wie Pflegebedürftigkeit und Traurigkeit. Das Leben läuft und geht gut für alle, die laufen und gehen.

Diese Erkenntnisse von Wissenschaft und Forschung beeindrucken wirklich. Gesunde wie kranke Menschen profitieren von Bewegung, und wenn noch Lebensfreude und Gemeinschaft dazukommen, wird alle herkömmliche und bisher gewohnte Medizin weniger gebraucht. Bewegung ist das Wundermittel moderner Medizin. „Bewegung ist Leben", formulieren Gert und Marlén von Kunhardt. Ihr Lehrbuch der Volksgesundheit regt an, bewegt und hilft bewegen. „Mehr Menschen sterben an Bewegungsmangel als durch alle anderen Risikofaktoren, einschließlich des Rauchens zusammengenommen", belegen die Autoren eindrücklich: „Täglich ausreichende Bewegung muss Grundpflicht gesellschaftlicher Anstrengung werden."

Dieses Buch erspart Ihnen viele Arztbesuche, Sie müssen weniger Pillen schlucken und Sie erkennen auch, was Sie selber leisten können. Kein Arzt kann Sie besser motivieren. Gert und Marlén von Kunhardt sind begnadete Gesundheitstrainer. Sie begeistern für ein bewegtes Leben und beflügeln jeden Bewegungsmuffel.

Solche Vorbilder der Lebensfreude und Bewegungslust brauchen wir in allen Lebensphasen von der Kindheit bis zum höchsten Alter. Statt an Kranken- oder Pflegereformen herumzudoktern, sollten wir in eine nationale Bewegungsstrategie investieren, „um später gesund – ohne Altersheimzeit – sterben zu können."

Gert und Marlén von Kunhardt empfehlen eine moderate Bewegungskultur. Dafür haben sie das Prinzip der subjektiven Unterforderung in die Gesundheitslehre eingeführt. Nicht Leistungszwang, sondern bewegte Entwicklungsfreude ist das Ziel und „ein optimales

Zusammenspiel von Körper und Geist." Ihre Devise lautet: „Langsam laufen für ein langes und erfülltes Leben." Wie bringen wir „bewegte Schulen" auf den Weg? Dazu gibt es Antworten in diesem Buch: „Bewegte Kinder sind intelligente Kinder."

Auch im Alter tut Bewegung gut. Sie vertreibt Müdigkeit und allerlei Unlust. „Deshalb laufen wir für ein vitales, inspirierendes Leben und wir laufen gewissermaßen auch um unser Leben", offenbaren die Autoren ihre Beweggründe. Das überzeugt! Menschen zwischen 60 und 90 Jahren sollten sich nicht übernehmen. So etwa 7500 Schritte pro Tag reichen aus. Die Zeichnungen von Karl Bihlmeier in diesem Buch holen uns zusätzlich aus den Sesseln an die frische Luft. Bewegung ist überall und ständig möglich. Die Kunhardts zu lesen macht allemal Spaß. Der Berufsverband der Präventologen e. V. folgt der Aussage, die Thomas von Aquin formulierte: „Gesundheit ist weniger ein Zustand als eine Haltung, und sie gedeiht mit der Freude am Leben." Da ist auch klar, warum wir Präventologen Gert und Marlén von Kunhardt als unsere Lehrer lieben und achten. Ihr Buch fasst allgemein verständlich und wissenschaftlich fundiert zusammen, was unsere eigenen Gesundheitsquellen sind. Es ist eine Lehr- und Lernquelle für schlaue Leute. Als Arzt und Präventologe kann ich Ihnen daher wärmstens empfehlen: Lesen, Beherzigen, Aufbrechen und in Gang kommen!

Dr. med. Ellis Huber

Inhaltsverzeichnis

1

Die große Aufregung

Mitten im pulsierenden Leben und einer vor Kraft strotzenden Wirtschaft, rast ein Virus um die Welt. Es lauert überall. Es macht Angst. Es ist unheimlich.

1.1 Corona-Lehrstück

Das Virus Sars-Cov 2 und die von ihm ausgelöste Krankheit Covid-19 wurde in kürzester Zeit zum Menetekel unserer Gesellschaft. Es wurde ein „Krieg gegen das Virus" ausgerufen. Dabei fällt auf, dass es Jahr für Jahr Katastrophenmeldungen und dass es eine zunehmende Angst vor Viren gibt.

Das gravierende Problem bleibt indes ungelöst: Warum macht es uns Angst? Warum soll es gefährlicher sein, wenn doch die Sterbezahlen exakt im gleichen Fenster liegen, wie in den vergangenen Jahren? Entscheidend ist

© Der/die Herausgeber bzw. der/die Autor(en), exklusiv lizenziert durch Springer-Verlag GmbH, DE, ein Teil von Springer Nature 2020
G. von Kunhardt und M. von Kunhardt, *Leichte Bewegung – Gewinn für Herz und Hirn*, https://doi.org/10.1007/978-3-662-62046-5_1

doch ein ganz anderer Faktor: unser Immunsystem. Ist es leistungsfähig genug, wird es das Virus bei den Infizierten abwehren. Ist es das nicht, hilft nur noch eine Impfung.[1]

Eine Impfung nimmt dem Körper jene Arbeit ab, die er selbst als Apotheke leisten könnte. Allerdings nur unter einer Voraussetzung: Er muss sich im Milieu der Viren und Bakterien bewegen. Das ist der Schlüssel zu einem gesunden und leistungsfähigen Leben.[2]

1.2 Immunsystem stärken

Schon Robert Koch erkannte, „Das Bakterium ist nichts, der Wirt ist alles."[3] Das Immunsystem des Menschen ist es. Es wird aufgrund zunehmender Bequemlichkeit immer schwächer. Man versucht, dies mit verstärkten Impfungen wettzumachen. Wie dumm! Viel einfacher wäre es, die Menschen zu ermutigen und befähigen, sich täglich so an der frischen Luft zu bewegen, dass in summa 10.000 Schritte dabei herauskommen. Nicht rennen und erschöpfen, sondern bummelnd laufen und erfrischen. Joggeln statt Joggeln! Schonen statt schinden![4] Die Probleme mit der Grippe verlieren dann an Bedeutung.

---

[1]https://www.msd-gesundheit.de/impfen/wissen/warum-impfen/: „Die Impfung ahmt den Kontakt mit dem Krankheitserreger in kontrollierter Weise nach. Im Gegensatz zu einer echten Infektion werden dem Körper aber nur abgeschwächte oder abgetötete Erreger beziehungsweise Erregerbestandteile verabreicht. Dies genügt, um das Immungedächtnis und die Antikörperbildung anzuregen, ohne dass es zur Erkrankung kommt.", eingesehen am 08.07.2020.

[2]Otto St, Ebner F(2016) Bewege dich und dein Immunsystem – Was körperliche Aktivität bewirkt, Karl F. Haug, Stuttgart.

[3]Aussage von Robert Roch während seiner Rede zur Nobelpreisverleihung am 10.12.1905 in Stockholm, Schweden.

[4]Gert von Kunhardt (1989) Keine Zeit und trotzdem fit, Brendow, S. 70, Neuaufl. Campus 2015.

Der ehemalige Ärztekammerpräsident und heutige Vorstandsvorsitzende des Präventologen-Verbandes Dr. med. Ellis Huber: „Die stärksten gesundheitsförderlichen Kräfte für alte Menschen sind Bewegung, Sonne und Licht und vor allem das Empfinden, mein Leben hat Sinn, Bedeutung und noch Perspektiven und ich bin nicht allein. Am Allerwichtigsten ist, wer immer das kann und wo immer das geht: moderater Sport, möglichst in der freien Natur, alleine oder zu zweit und nicht in Gruppen zur Corona-Zeit (keine Überanstrengung bitte, diese schädigt das Immunsystem).“[5]

99 % der Gesunden überstehen eine Covid-19-Infizierung.[6] Es sterben praktisch nur vorerkrankte alte Menschen. Deshalb sind Impfungen nur für die Alten hilfreich. Das Immunsystem normal konditionierter Menschen wehrt das Virus erfolgreich ab.[7] Die Absicht, weltweite Impfungen gegen Corona vorzunehmen, schwächt das Immunsystem, weil die Impfung dem Immunsystem die Arbeit des Nachdenkens abnimmt. Genauso, wie ein Schüler nichts lernt, wenn ihm die Eltern die Lösung und Erarbeitung der Schulaufgaben aus falsch verstandener Liebe abnehmen.

Das Lebensmotto müsste heißen: „Mensch in Bewegung". Wie auch immer. Denn dank der Technik leisten wir nur noch Restarbeiten. Und damit verringern wir die notwendige Stoffwechselarbeit. Es heißt darum

---

[5]Dr. Ellis Huber, Vorstandsvorsitzender des Berufsverbandes der Präventologen, Informationen zu Corona, 02.04.2020.

[6]Rechtsmediziner Prof. Dr. Klaus Püschel hat in Hamburg alle der über 100 gestorbenen Corona-Patienten obduziert und festgestellt, dass sie a) im Durchschnitt 82 Jahre alt und alle (!) mindestens eine, wenn nicht gar mehrere Vorerkrankungen hatten, von denen jede zum Tode geführt hätte. Kein einziger wäre nur an Covid-19 gestorben. Hamburger Abendblatt 04.04.2020.

[7]Interview mit John Kirby, Interview mit Prof. John Ioannidis, 12.05.2020, https://www.youtube.com/watch?v=cwPqmLoZA4s&t=3581s übersetzt von Kristina Kanders.

auch „Stoffwechselkrankheiten". Z. B. Diabetes mellitus/ Zuckerkrankheit. Prof. Jörg Albert zählt unter dem Stichwort „Stoffwechselstörungen" als „Auswahl" (!) 37 Krankheiten.[8] Unser normales Leben ist zwangsläufig bequem. Wir müssen uns entscheiden, das Manko auszugleichen.

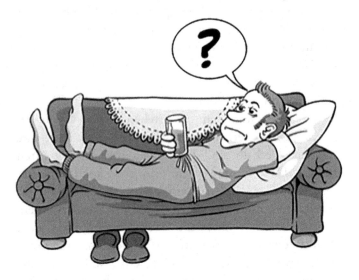

Mit moderatem Sport ist das sehr gut möglich. Da wird niemand in seinen Freiheitsrechten beeinträchtigt. Man muss kein Sportler sein. Ist überall möglich und kostet nur ein Bruchteil der Bewegungsmangel-Krankheiten. Es braucht nur den guten Willen.

1.3 Warum, weshalb, wozu

Die Hälfte der Deutschen ist zu dick, Schulkinder werden auch immer gewichtiger, können aber weniger gut sprechen und zeichnen als ihre Vorgänger von vor dreißig

---

[8]https://leading-medicine-guide.de, eingesehen am 12.04.2018.

Jahren. Schulen müssen immer häufiger Sprachkurse anbieten, damit die Erstklässler dem Unterricht überhaupt folgen können. Übrigens sind zwar oft Migrantenkinder gemeint, aber immer häufiger sind auch die einheimischen Kinder davon betroffen.

Um für das Leben gewappnet zu sein, müssen wir in der Schule vorbereitet werden und kapieren, wie es in der Welt so zugeht. Dieses Begreifen entwickelt der Mensch buchstäblich über das körperlich muskuläre „Begreifen" von Gegenständen, Ausprobieren, Testen, Fokussieren, Adaptieren, Antizipieren, Balancieren, Hand-Auge-Koordinieren usw. Kommt das zu kurz, besteht die Gefahr, diesen Mangel als Muster für das ganze Leben zu übernehmen.

Die Folgen kann sich jeder ausmalen. Wie dieser Entwicklung entgegengewirkt und jedermanns Chance genutzt werden kann, wollen wir hier zeigen.

Dieses Buch richtet sich nicht nur an Entscheider, Eltern, Erzieher und Lehrer, sondern an jeden von uns. Die hier aufgezeigten Erkenntnisse und Möglichkeiten bieten die große Chance, in allen Altersgruppen ein gesundheitsoptimiertes, glückliches und erfolgreiches Leben zu gestalten und unsere körperliche und geistige Leistungsfähigkeit durch Bewegung zu verbessern.

Jeder von uns kann sich so – gemessen an der jeweiligen Altersgruppe – gewissermaßen mit geschärftem IQ zum Überflieger entwickeln oder wenigstens schon mal auf die Überholspur wechseln. Es brauchte aber eine lange Geschichte, um zu erkennen, welche große Bedeutung die körperliche Bewegung für Gesundheit, Lebensfreude und Leistungsfähigkeit hat.

2

Das Aha-Erlebnis

Seit Urzeiten interessiert es die Menschen herauszufinden, was genetisch ererbt und was anerzogen wird.

2.1 Barbarossas Experiment – großes Erstaunen

Das berühmteste Beispiel für die Frage, inwieweit Bewegung die geistigen Fähigkeiten beeinflussen kann, lieferte Kaiser Friedrich II., Barbarossa. Er wollte wissen, mit welcher Sprache die Menschen geboren werden. Deshalb übergab er zehn neugeborene Kinder unmittelbar nach der Geburt fremden Ammen zur Versorgung mit der Maßgabe, unter keinen Umständen mit den Kindern irgendwie zu sprechen, zu kommunizieren oder zu spielen

© Der/die Herausgeber bzw. der/die Autor(en), exklusiv lizenziert durch Springer-Verlag GmbH, DE, ein Teil von Springer Nature 2020
G. von Kunhardt und M. von Kunhardt, *Leichte Bewegung – Gewinn für Herz und Hirn*, https://doi.org/10.1007/978-3-662-62046-5_2

etc.[1] Er wartete gespannt darauf, in welcher Sprache sie zu reden beginnen würden. Er dachte, es müsse Latein sein. Das tragische Ergebnis: Sie sprachen nicht nur gar nicht, alle zehn Kinder starben![2]

Das Fehlen jeglichen Körperkontaktes, körperlicher Zuwendung wie Streicheln, Bewegen und Sprechen, Säugen und Säubern hat dazu geführt, dass sich die bei der Geburt vorhandenen 100 Mrd. Nervenzellen nicht synaptisch verbinden konnten und damit die unverzichtbaren nervalen Entwicklungsprozesse ausblieben. Die Babys konnten weder geistig noch körperlich Lernschritte vollziehen. Das System Mensch kam aus seinen Startlöchern nicht heraus und stellte den Betrieb ein. Der Tod war die unausweichliche Folge.

Nicht ganz so schlimm, aber grausam genug, die erst in jüngster Vergangenheit in der Weltpresse bekannt gewordenen Geschichten gefangen gehaltener Kinder: „Spiegel online" meldete vor einigen Jahren, dass drei Kinder sieben Jahre von der eigenen Mutter zu Hause gefangen gehalten worden sind. „Die Welt" von einem anderen Fall:

„In Kalifornien hält ein Ehepaar seine 13 Kinder gefangen. Einige wurden sogar ans Bett gekettet."[3] „Der Stern":„19-Jährige wurde zehn Jahre lang von ihren Eltern gefangen gehalten."[4]

Abgesehen von der seelischen Grausamkeit, waren alle Kinder in einem schlechten Zustand. Körperlich und geistig. In den amtlichen Mitteilungen wird erschüttert

---

[1]Barnick E (1925) Das Volksbuch von Barbarossa …", S. 35, Verlag E. Diederichs.

[2]Weber EW (2005), „Die Mitte im Kreis der Intelligenzen …", S. 32, Ceterum Censeo.

[3]Die Welt, 16.01.2018.

[4]Stern, 28.08.2019.

festgestellt, dass auch die erwachsenen Kinder wie Minder-jährige ausgesehen haben.[5]

In der Gesamtbeurteilung heißt es, dass es den Ältesten geistig sehr schlecht geht und dass es bei ihnen kaum Aussicht auf Besserung gibt. Die behandelnden Therapeuten befürchten, dass auch die Jüngeren Jahre brauchen würden, bis sie mit ihrer furchtbaren (bewegungs-isolierten) Kindheit fertig werden. Drastische Folgen, wenn halb erwachsenen Menschen nur rudimentäre Bewegungsmöglichkeiten gewährt werden. Sie können sich nicht normal entwickeln. Sie verkümmern!

Deshalb stimmt die Erkenntnis: Bewegung ist Leben.

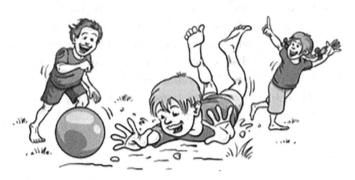

2.2   Schlimmste Strafen

Zu den schlimmsten Strafen unserer Jugend gehörte der Stubenarrest. Diese Qual, einen ganzen Nachmittag nicht mit den Freunden auf der Straße spielen zu können, war für uns kaum auszuhalten. Oft genug habe ich mich dann über den Balkon weggeschlichen, weil mich der Bewegungsdrang übermannte. Die zu erwartende Strafe wog weniger als der Preis der Freiheit, sich zu bewegen.

---

[5]Stern, 28.08.2019.

Heute ist das ganz anders. Heute wollen die Kinder gar nicht mehr auf die Straße, sondern mit der Spielkonsole oder am PC spielen. Heute ist die wirkungsvollste Strafe Handy- und Fernsehverbot. Wie hat sich die Welt verändert. Kinder empfinden das Daddeln am Smartphone und das Fernsehen als aktives Tun, weil sich dort alles wild bewegt. Bei ihnen spielt sich Bewegung nur noch im Kopf ab.

Nach einer neueren Studie verbringen Jugendliche täglich zwischen 2 bis 3 h am Smartphone, um sich bei Instagram und WhatsApp auszutauschen.[6,7] Hirnforscher wissen längst, dass Bewegung an sich eine bedeutende Rolle bei der Entwicklung des Gehirns spielt. Im Hinblick auf nachlassende Bewegungsaktivitäten vertritt Gesundheitspsychologe Professor Claus Vögele, Uni Luxemburg, die Auffassung, dass durch die Bewegungsarmut nicht nur die körperliche Fitness abnimmt und Knochen und Muskeln sich nicht optimal entwickeln können, sondern dass die Lernfähigkeit leidet. Dies wird in einer Doktorarbeit exemplarisch nachgewiesen.[8]

---

[6]https://www.palverlag.de/gesundheitsrisiken-smartphone.html, eingesehen am 09.07.2020.

[7]https://www.t-online.de/leben/familie/schulkind-und-jugendliche/id_69907188/computerspiele-jugendliche-verdaddeln-taeglich-eineinhalb-stunden.html „98 % aller Kinder und Jugendlichen im Alter von zehn bis 18 Jahren spielen Computer- oder Videospiele. Im Schnitt verbringen sie dabei 104 min täglich am Computer, der Spielekonsole, dem Smartphone oder Tablet-PC.", eingesehen am 20.06.2014.

[8]Lehrstuhl für Grundschulpädagogik und -didaktik Ludwig-Maximilians-Universität München, Das lernförderliche Potenzial von Bewegung in der Grundschule aus der Sicht von Lehrern – eine qualitative Untersuchung, Inaugural-Dissertation zur Erlangung des Doktorgrades der Philosophie an der Ludwig-Maximilians-Universität, vorgelegt von Stephanie Krause-Sauerwein, 2014.

2.3 Wunderbare Erfahrung

Motorisch unterentwickelte Kinder lernen schlechter als Kinder mit gut ausgebildeten Bewegungsfertigkeiten. Sicher ist, dass körperliche Aktivität neuropsychologische Prozesse in jedem Fall begünstigt. Mehr noch: Studien zeigen, dass Kinder, die an einer Stunde Schulsport pro Tag teilnehmen, ein erheblich geringeres Aggressionspotenzial aufweisen, also sozialverträglicher als andere Schüler sind.

Meine Frau hat dies in einem Schulversuch bereits bestätigen können. Sie hat als Volksschullehrerin die erste Schulstunde am Montagmorgen als Sportstunde begonnen und so die Aggressionen des Wochenendes – die sonst den ganzen Schultag belasteten – verpuffen lassen.

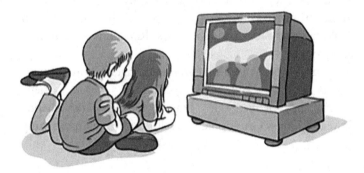

Sie selbst schildert das so: „Nachdem ich festgestellt hatte, dass die Schüler am Montagmorgen immer besonders aggressiv waren, weil sie das ganze Wochenende vor dem TV-Gerät verbracht hatten, beschloss ich, mit ihnen ein Ausdauertraining zu beginnen. Langsam laufen, joggeln statt joggen. Ich trabte vor ihnen her und versprach, dass wir durch ihre Siedlung laufen würden, wenn sie so weit trainiert wären, dass sie zwanzig Minuten durchhalten können.

Eine wunderbare Erfahrung! Alle schafften das locker, auch die Dicken. Alle hatten Spaß und waren danach wie ausgewechselt: ruhig, friedlich, konzentriert und ausgeglichen. Ich machte diesen Lauf zur festen Einrichtung, oft mehrfach in der Woche. Mein Schulleiter erkannte diese gute Chance und begann mit seiner Klasse ebenfalls zu joggeln.[9] Das Ergebnis war überwältigend."

Die Schüler waren wie verwandelt. Darüber hat der WDR dann in einer TV-Sendung berichtet. Eigentlich müsste nach dem Rauchverbot jetzt eine neue große Initiative gestartet werden: ein Gesetz zum Gebot, dass Kinder nur eine Stunde am Tag Zeit für Smartphone und TV zur Verfügung bekommen. Es hätte sogar Auswirkung auf die Lebenserwartung.

Denn es sterben mehr Menschen an Bewegungsmangel – auch durch das täglich durchschnittlich dreieinhalbstündige Fernsehen – als durch alle anderen Risikofaktoren, einschließlich des Rauchens zusammengenommen.

Ebenso könnten Demenzerkrankungen durch mehr Bewegung fast vollständig verhindert werden (siehe Abschn. 5.2 Gehirn oder Hand). Täglich ausreichende Bewegung muss Grundpflicht gesellschaftlicher Anstrengung werden.

---

[9]de.pluspedia.org>wiki>Joggeln, „Beim Joggeln läuft der Betreffende fast auf der Stelle im Bereich der subjektiven Unterforderung. Die Laufgeschwindigkeit liegt für Anfänger bei etwa 10 Minuten pro 1000 Meter (6 km/h). Das Belastungsniveau liegt somit deutlich unter dem von normalem Joggen und stellt eine so geringe Anforderung an den Körper, dass es jeder auch untrainierte Mensch jeder Altersgruppe aus dem Stand leisten kann." eingesehen am 23.09.2020.

3

Einzigartigkeit des Menschen

Es gibt evolutionäre Unterschiede, die bis heute niemand erklären kann. Der Mensch ist das einzige Lebewesen, das um seine Endlichkeit weiß. Er besitzt ganz offenbar eine besondere Qualität des Bewusstseins, die über anderen Kreaturen steht.[1] Zum Menschen wird er dadurch, dass er „Geist"[2] und Seele bekommt.[3] Er ist aufgrund seiner „sensorischen, emotionalen, mentalen und physischen Ausstattung ein Brückenwesen zwischen Diesseits und Jenseits."[4]

---

[1]Leisenberg W (2019) Die verbo(r)gene Wirklichkeit, Gesellschaft für Innere und Äußere Mission Abt. Freimund Verlag, Neuendettelsau, S. 147.

[2]Benz A (2009) Das geschenkte Universum: Astrophysik und Schöpfung, Patmos Verlag, Düsseldorf, S. 133.

[3]Schäfer L (2004) Versteckte Wirklichkeit: Wie uns die Quantenphysik zur Transzendenz führt, Hirzel, Stuttgart, S. 81.

[4]König M (2010) Das Urwort: Die Physik Gottes, Scorpio Verlag, München, S. 190.

© Der/die Herausgeber bzw. der/die Autor(en), exklusiv lizenziert durch Springer-Verlag GmbH, DE, ein Teil von Springer Nature 2020

G. von Kunhardt und M. von Kunhardt, *Leichte Bewegung – Gewinn für Herz und Hirn*, https://doi.org/10.1007/978-3-662-62046-5_3

In der Gegenüberstellung mit anderen Kreaturen wird deutlich, wie groß der Unterschied des Menschen zu anderen Kreaturen ist. Der Umfang ist so groß, dass die Komplexität des Zusammenwirkens, Interagierens und sich Weiterentwickelns die Bewegung als Motor so dringend wie kein anderes Lebewesen braucht.

3.1 Bewegungsbestimmung

Der Mensch ist zur Bewegung bestimmt, und zwar nicht nur, weil er damit stehen, gehen und sich mit seinen Muskeln stützen, schützen und bewegen kann, sondern weil sein ganzes Stoffwechselsystem und seine „geistige Beweglichkeit" davon abhängen. Hirnforscher Johannes Holler dazu: „Sport ist Voraussetzung für geistige Beweglichkeit. Wenn du wissen willst, wie fit dein Gehirn ist, dann fühle deine Beinmuskulatur."[5]

Die Studie „Wie fit ist Deutschland?" zeigt, dass erst ein gezieltes, harmonisches Zusammenspiel der Muskeln uns in die Lage versetzt, unsere physische (und mentale) Aktivität und Leistungsfähigkeit langzeitig zu erhalten oder gar zu verbessern. Ein verantwortungsbewusster Umgang mit unseren motorischen Möglichkeiten bedeutet dabei die nachhaltige Funktion unserer Organsysteme. Ziel ist deren weitgehende und dauerhafte körperliche Harmonie: ein gesunder Körper und ein autonomer Geist.[6]

---

[5]https://sportakademie-richter.de/zusammenhang-koerperlicher-und-geistiger-fitness/: ZUSAMMENHANG KÖRPERLICHER UND GEISTIGER FITNESS, Dilara Tunc, 04.09.2014.
[6]https://docplayer.org/44176666-Use-it-or-lose-it-sind-beweglichkeit-und-koordination-vernachlaessigte-grundfertigkeiten-im-gesundheitstraining.html, use it or lose it, Tilman Resch, Gregor Nimz, Heft 1/2011, S. 53, eingesehen am 19.05.2020.

3.2 Alleinstellungsmerkmale

Es gibt erstaunlich viele Alleinstellungsmerkmale für den Menschen. Er ist das anpassungsfähigste Lebewesen und kann an jedem Ort der Welt leben. Im Gegensatz zu allen anderen Lebewesen unserer Welt ist er in der Lage, seine Zukunft zu bestimmen: Er kann Dinge, Ereignisse werten, begutachten und daraufhin Entscheidungen treffen, die sein Leben planbar und vorhersehbar machen.

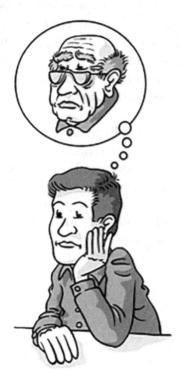

Er hat ein Bewusstsein seiner selbst, also ein Selbstbewusstsein und ist zu Bewegungen fähig, die einzigartig sind: Er rasiert sich und putzt die Zähne. Er wäscht sich Flecken aus der Kleidung. Er verfremdet die Nahrung durch Kochen, Braten, Frittieren, Verflüssigen, Einfrieren etc. Er kann tanzen, sprechen, laufen, schwimmen und springen.

Und schließlich hat er eine anatomische Besonderheit: Sein Daumen steht zu allen anderen Fingern in 180°-Opposition. Damit verfügt er über einen ganzen Werkzeugkasten (Zange, Hammer, Klemme, Schraubstock, Schraubenzieher etc.) Dadurch beherrscht er den einhändigen Präzisionswurf in Vollkommenheit. Er kann sogar mit den Fingern schnippen. Wir kommen später noch einmal darauf zu sprechen, was das für Folgen hat.

Er verfügt über einen Kraft- und einen Präzisionsgriff. Damit kann er sowohl eine Faust bilden und jemanden K.o. schlagen als auch einen Bleistift führen oder wie mit einer Pinzette arbeiten. Das ist der Unterschied zu allen anderen Primaten.[7]

Die Aufzählung der Besonderheiten lässt sich ohne Mühe fortsetzen. Aber mit über 650 Muskeln hat der Mensch ein hochkomplexes Stoffwechselorgan, das sowohl die Bewegung, das Immunsystem wie auch das Gehirn in der Funktion und Leistung bestimmt.[8] Deswegen bekommt dem Maß und der Art der Muskelbelastung besondere Bedeutung zu.

---

[7] https://de.wikipedia.org/wiki/Hand, Stand 19.05.2020.
[8] www.apotheken-umschau.de, Stand 19.05.2020.

4

Fatale Bequemlichkeit

Obwohl jeder weiß, dass Bequemlichkeit das entscheidende Hindernis zum Erhalt der Gesundheit ist, lässt der Mensch diese genuine (einzigartige) Fähigkeit, die Urteils- und Entscheidungskompetenz, die er sonst täglich überall einsetzt, aus Bequemlichkeit bei seiner eigenen Gesundheit in Bezug auf Bewegung außer Acht. Er realisiert Gewinn und Verlust der Bewegung nicht. Leider tut Bewegungsmangel nicht weh.

© Der/die Herausgeber bzw. der/die Autor(en), exklusiv lizenziert durch Springer-Verlag GmbH, DE, ein Teil von Springer Nature 2020
G. von Kunhardt und M. von Kunhardt, *Leichte Bewegung – Gewinn für Herz und Hirn*, https://doi.org/10.1007/978-3-662-62046-5_4

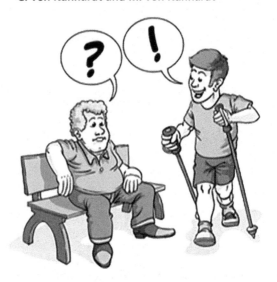

4.1   Der Unterschied

Der Hang zur Bequemlichkeit breitet sich aus und hat gravierende und längst bekannte Folgen. Sie werden „Zivilisationskrankheiten" genannt. Das braucht hier nicht noch einmal aufgezählt zu werden. Fakt ist, dass dies

- der Kostenfaktor Nr. 1 ist,
- zu Frühberentungen führt (was die Kosten noch einmal höher treibt) und
- soziale und emotionale Folgen auf allen Ebenen hat.

Ansteigende Krankheitszahlen, Fehlzeiten im Beruf, Abhängigkeit von Medikamenten, Verlust von Lebensfreude … Dabei ist die komplexe Wirkung der Bewegung auf die Intelligenz des Menschen verblüffend. Sie ist zugleich aber auch eine unserer großen Chancen für ein gesundheitsoptimiertes Leben. Um es zu betonen: Was uns an erster Stelle vom Tier unterscheidet, ist das Bewusstsein unserer selbst.

Ob als Mensch klein oder groß, stark oder schwach, wir können doch eine besondere Persönlichkeit sein. Einzigartig ist auch das Wissen um unsere Sterblichkeit.

Wir wissen, dass wir sterben müssen. Deswegen haben wir vorsorglich die Rente erfunden, um uns unseren Lebensabend schön zu machen. Unsere Altersversorgung ist einzigartig.

Kein anderes Lebewesen auf der Welt macht uns das nach. Und das aus gutem Grund. Tiere sind bis unmittelbar vor dem Tod voll in der Lage, für sich selbst zu sorgen. Was sie an körperlicher Leistungskraft eingebüßt haben, machen sie durch Erfahrung wett. Ihre Sterbenszeit ist im Gegensatz zu uns zivilisierten Menschen des Industriezeitalters extrem kurz.

Bei uns gibt es oft jahrelanges Siechtum. Altersheime sprießen wie Pilze aus dem Boden. Die Tatsache einer staatlich gelenkten Pflegeversicherung spricht für sich. Und genau an diesem Punkt wird deutlich, wie sehr wir an der falschen Stelle investieren und vorsorgen.

4.2 Bewegung auf Rezept

Wenn wir uns bewusst machen, dass mehr Bewegung auch mehr Gesundheit – also Abwesenheit von Krankheit – bedeutet, wäre es doch logisch, statt an Kranken- oder Pflegereformen herumzudoktern, vielmehr dieses Geld in eine nationale Bewegungsstrategie zu investieren, um später gesund – ohne Altersheimzeit – sterben zu können.

Professor Klaus Michael Braumann, Hamburg, ist der erste Mediziner Deutschlands, der aus diesem Grunde an seinem Krankenhaus Bewegung als Medizin verschreibt und therapiert.[1] Sport als medizinisches Allheilmittel. „Früher waren es die 65-Jährigen, die Diabetes bekamen, heute sind es fünfjährige Kinder", so Professor Klaus Michael Braumann vom Universitätsklinikum Eppendorf/ Hamburg.[2]

Das Problem ist bekannt. „Bis zum Zweiten Weltkrieg wurden Menschen krank, weil sie zu viel körperlich gearbeitet und zu wenig gegessen haben. Heute bewegen sich Menschen zu wenig und essen zu viel."[3] Die Energietanks der Muskeln sind überfüllt und der Körper versucht, sich vermehrt mit Insulinausschüttung zu helfen. Aber irgendwann ist dieser Mechanismus erschöpft, und es entsteht Diabetes.

Die Lösung indes scheint ganz einfach: mehr Bewegung. Die erste Universitätsklinik Deutschlands, die Bewegung als Medizin anbietet, ist nach Braumanns Angaben das Universitätsklinikum Eppendorf (UKE). „Nicht nur Diabeteskranke, auch Patienten mit Bluthochdruck, Krebs oder Multipler Sklerose profitieren von Bewegungstherapie", erklärt Braumann.

Bewegung hilft in den meisten Fällen sogar besser als eine Tablette. In Studien weltweit wird die „Heilkraft der Bewegung" gelobt. So beeinflusst Bewegung die Hormon- und Enzymbildung. Diese wiederum regt die Ausschüttung des Glückshormons Dopamin an, was bei Depressionen hilft. Für den ersten Schritt in ein bewegtes

[1]Hamburger Ärzteblatt, 04/2016.
[2]Braumann K-M (2015), Die Heilkraft der Bewegung, Ellert & Richter Verlag, Hamburg.
[3]https://www.welt.de/welt_print/article2333492/Sport-als-medizinisches-Allheilmittel.html, Jana Tiemann, 04.08.2008.

Leben ist es auch in höherem Alter nicht zu spät. „Hauptsache, man tut etwas", so Braumann.[4]

Die Gefahr von altersbedingten Knochenbrüchen kann so reduziert und Altersdemenz hinausgezögert werden. Wie wichtig Bewegung ist, zweifelt kaum noch jemand an. „Trotzdem sind rund 60 % der über 60-jährigen Menschen nicht in der Lage, ohne Pause drei Stockwerke zu Fuß zu gehen". Für jeden verstauchten Daumen gebe es Physiotherapie. Bewegung auf Rezept bei Diabetes oder Bluthochdruck hingegen sei kaum machbar. „Es ist einfacher, eine Tablette zu nehmen", sagt der Arzt. In seinem sportmedizinischen Institut werden alle Patienten auf Herz, Lunge, Muskulatur, Blutwerte und ihren Bewegungsapparat geprüft. Danach erhalten sie ein maßgeschneidertes Training als therapeutische Maßnahme.[5]

---

[4]Braumann K-M (2015), s. o.
[5]https://www.welt.de/welt_print/article2333492/Sport-als-medizinisches-Allheilmittel.html, Jana Tiemann, 04.08.2008.

5

Umdenken

Das sollte uns umdenken lassen. Sollte …, denn der neu-
geschaffene Gesundheitsfonds ist ein Rückschritt in die
sozialistische Planwirtschaft, die noch nirgendwo dauerhaft
Erfolg gehabt hat.[1] Weitere Reformen, d. h. Kürzungen,
Einschränkungen, Streichungen, Verteuerungen, werden
uns noch lange beschäftigen.

5.1 Im Kleinen anfangen

Der Weg in die Rundumversorgung durch den Staat ist deswegen falsch, weil die Eigenverantwortung immer weiter
abnimmt und damit auch die Eigeninitiative! Gedankenlos
ergeben wir uns der zunehmenden Inaktivität.

---

[1]https://www.gkv-90prozent.de/ausgabe/07/jubilaeum/07_zehnjaehriges/07_
zehnjaehriges.html Zentralistisches System.

© Der/die Herausgeber bzw. der/die Autor(en), exklusiv lizenziert   **23**
durch Springer-Verlag GmbH, DE, ein Teil von Springer Nature
2020
G. von Kunhardt und M. von Kunhardt, *Leichte Bewegung – Gewinn
für Herz und Hirn,* https://doi.org/10.1007/978-3-662-62046-5_5

Wir ahnen nicht, welche verblüffende Wirkung die Pflege gerade dieser menschlichen Besonderheiten unsere Gesundheit beeinflusst. Das fängt im Kleinen an. Nehmen wir nur die Besonderheit des Daumens: Mich erstaunt, was eine anscheinend winzige Unterscheidung von anderen Primaten eine so große Wirkung haben kann. Du wirst dich wundern.

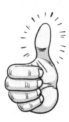

Der Daumen kann unabhängig von den anderen Fingern arbeiten, steht in Opposition zu den übrigen Fingern und unterscheidet uns grundsätzlich von anderen Arten. Es ist uns anders als beim Affen möglich, die Hand als unendlich variables Werkzeug zu gebrauchen: Wir können die Hand zum Schutz, zum Angriff, zum Bilden einer Schöpfkelle, zum Waschen und Abtrocknen nutzen, einen Balkengriff zum Halten einer Zigarette formen, eine Klemmvorrichtung zum Führen eines Bleistiftes und einen Schraubstock zum Drehen eines Schlüssels im Schloss nutzen.

Die Hand formt sich zur fünffingrigen Stütze zum Tragen eines Tabletts, zu einem Kreisgriff, zum Öffnen eines Marmeladenglases, zu einem Kugelgriff, um einen Ball zu fangen. Sie kann mit ihren Fingerspitzen die Haut eines anderen streicheln und dort eine Kaskade von zig Hormonen ausschütten lassen, die dem anderen ein Hochgefühl vermitteln. Sie kann, und das ist einzigartig, aus einer Kühlschranktür eine schon geöffnete Tüte Milch so dezidiert aus dem Seitenfach heben, ohne dass die bereits feuchte Tüte durchrutscht und ohne dass dabei die Milch nach oben ausschwappt und gleichzeitig durch leichtes Schwenken am Vibrieren unter den Fingerspitzen feststellen, wie viel Milch noch drin ist!

Jeder Griff erfordert eine genau abgestimmte Kombination von Muskelspannungen, die der Hand die richtige Form verleihen und sie so halten, während die Belastung sie zurückdrängen will.[2] Das ist genial. Es ist auch bekannt, dass die Hand eine eigene Intelligenz besitzt, die sie befähigt, auf Gefahrensituationen schon früher zu reagieren, als das Gehirn diese Gefahr als solche erkennt und als Warnung an die Hand zurückmeldet.

5.2   Gehirn oder Hand

Beim Klavierspiel kann die linke Hand eine andere Melodie als die rechte spielen. Sie erinnert sich an Notenfolgen, die der Fingerlauf automatisch findet, ohne dass das Gehirn dazu spezielle Anweisungen gibt. Deshalb sind sich die Anthropologen heute sicher, dass allein die Fähigkeit der Hand, einen ganzen Werkzeugkasten zu ersetzen, dazu führte, dass sich unser Gehirn so souverän über alle anderen Arten entwickelt hat.

Wohlgemerkt: Nicht umgekehrt hat das Gehirn die Hand befähigt, so variabel zu sein, sondern die besondere Veranlagung der Hand zu hoch komplexen Bewegungen hat das Gehirn durch Synapsenentwicklung wachsen lassen, und zwar so weit, dass inzwischen das menschliche Hirn die Bilder eines gesamten Lebens speichern kann – ohne dass seine „Festplatte" überladen würde.[3]

---

[2]Mauritz U (2010), „Das Wunder der Hand", Weite Welt, S. 6.

[3]https://www.die-bonn.de/zeitschrift/12011/walk1001.pdf, Laura Walk, „Bewegung formt das Gehirn", I/2011.

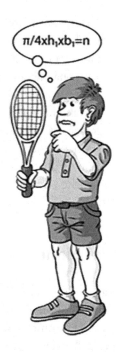

Man kann also sagen, es gilt als gesichert, dass Bewegung an sich vorteilhaft für den Intellekt ist, dass aber besonders die Feinmotorik diesen Gewinn optimiert. Damit dürften Klavier spielen, Stricken, Kartoffeln schälen, Strümpfe stopfen, Teig kneten, Mikado spielen und Schuhe putzen günstigere Auswirkungen auf das Gehirn haben als der Marathon-Lauf und das Fahrradfahren.

Hierzu ein Zitat von Professor Wildor Hollmann: „Fingerübungen verhindern Parkinson und Demenz. Wer ganz bewusst seine Finger aktiviert, also Klavier spielt, häkelt, stickt, schnitzt, oder andere Geschicklichkeitsübungen macht, wird mit an Sicherheit grenzender Wahrscheinlichkeit keinen Parkinson, Alzheimer oder andere Demenzerkrankungen erleiden. Fahrradfahrer sollten sich japanische Fingerspiele an den Lenker bauen, um während der Fahrt mit den Fingern aktiv bleiben zu können."[4]

---

[4]https://www.weiterbildung-sportmedizin.de/, Prof. Dr. Wildor Hollmann, Sportärztliche Weiterbildung im Kurhaus auf Langeoog, 16.06.2004.

6

Wer lebt am längsten?

Bei Menschen, die gemessen am Durchschnitt der Bevölkerung gesünder und länger leben, spielt die Bewegung eine herausragende Rolle.

6.1 Im Durchschnitt 90 bis 100 Jahre

Wenn man jene Völker untersucht, die für ihr hohes Alter bekannt sind, stellt man fest, dass es bemerkenswerte Gemeinsamkeiten gibt. Menschen aus dem Volk der Hunzas (Hunzukuc) am Rande des Karakorums/Himalaja werden bis zu 120 Jahre alt.[1] Die Menschen haben dort mit 80 Jahren noch ihre Originalzähne, spielen Polo und Volleyball, 100-jährige Männer sind noch zeugungsfähig.

---

[1]Day P., Der Kampf um die Gesundheit, Credence Publications, Tonbridge, England, S. 15–26.

© Der/die Herausgeber bzw. der/die Autor(en), exklusiv lizenziert durch Springer-Verlag GmbH, DE, ein Teil von Springer Nature 2020
G. von Kunhardt und M. von Kunhardt, *Leichte Bewegung – Gewinn für Herz und Hirn,* https://doi.org/10.1007/978-3-662-62046-5_6

Die Völker der Abchasen, Armenier, Aserbaidschaner, Georgier, Tadschiken werden im Durchschnitt 90 bis 100 Jahre alt, nehmen lebenslang am Arbeitsleben aktiv, aber altersgemäß langsamer teil und sind in den Räten der Volksgemeinschaften präsent.[2] Dort kennt man den Status des Rentners nicht.[3]

Auch auf Sardinien gibt es einen Landstrich der Langlebigen, das Zentrum der europäischen Methusalems. Als der laut Guinnessbuch älteste Mensch der Welt Antonio Todde 113 Jahre wurde, berichte man, dass er es liebte, sich mit Bekannten und Besuchern im Armdrücken zu messen.[4]

6.2   Gründe

Als Gründe für ein langes Leben werden genannt:

- intakte Umwelt
- stressarmes Leben
- stabiler Familienverband
- körperliche Aktivität[5]

All diesen Völkern ist also gemein, dass sie sich viel bewegen, miteinander spielen und tanzen. Vom Volk der Okinawas, bei denen es viele Hundertjährige gibt, wissen wir, dass sie das Karate erfunden haben. Sie spielen

---

[2]Täglich Butter trinken – und 168 Jahre alt werden, Die Welt v. 30.11.2012.

[3]Alt werden … Dr. phil. Lutz Anhalt, in Heilpraxis, 13.10.2019: „Die Bergregionen Chinas, Aserbaidschan und andere Regionen des Kaukasus sind seit Jahrhunderten für ihre hohe Anzahl an extrem Alten berühmt, und auch Abchasien ist für seine Greise und uralten Frauen bekannt."

[4]welt.de, WELT am SONNTAG, Insel der Hundertjährigen, 01.04.2001.

[5]Dr. Luca Deiana, Universität Sassari, Sardinien in Der Spiegel Special 4/2006, S. 109.

„Torball", eine Art Krocket, und sie tanzen zum „Sanshin", der traditionellen Volksmusik.[6]

Die japanische Insel Okinawa ist reich an über Hundertjährigen. Aber das bei uns so gefürchtete Rentenproblem gibt es nicht, denn man kennt dort keinen Ruhestand. Dazu gibt es kaum Herzkreislaufkranke, die Krebsrate zählt zu den niedrigsten auf der Welt. Alzheimer ist äußerst selten. Das Geheimnis des Altwerdens liegt dort in der Ernährung (8 × am Tag in kleinen Portionen Gemüse, Hülsenfrüchte, Sojabohnen, Fisch, ab und zu mal Schweinefleisch und ein Schlückchen Reiswein). Sie essen nur, bis der Magen zu 80 % voll ist (wir dagegen hören erst dann auf, wenn nichts mehr reingeht). Die Inselbewohner zeichnen sich aus durch geistige und körperliche Beweglichkeit und eine tiefe Spiritualität. Über die Okinawas sagt Dr. B. J. Willcox, Altersmediziner: „Ich habe noch nie eine Gegend gesehen, wo die Menschen so oft tanzen. Sie – die Okinawas – zeichnen sich durch geistige und körperliche Beweglichkeit und eine tiefe Spiritualität aus."[7]

Eine Referenzgruppe von Auswanderern dieser Volksgruppe nach Brasilien ergab, dass sie im Durchschnitt wegen der dortigen bequemeren Lebensgewohnheiten überraschenderweise 17 Jahre früher starben.[8] Es wird oft behauptet, dass das Altern von den Genen bestimmt wird. Hier zeigt sich, dass die Lebensgewohnheiten ausschlaggebend sind.[9]

---

[6]Norbert F. Pötzl, Der Spiegel Special, Bewegung ist alles, 4/2006, S. 113.

[7]Ärztliche Praxis – Gesundheitszeitung, Ausg. 3, März 2004, S. 2.

[8]Prof. Kazuhiko Taira, Ryukyu Universität Okinawa, in Ärztliche Praxis – Gesundheitszeitung Ausg. 3, März 2004, S. 2.

[9]Dr. Phil Lutz Anhalt, Alt werden durch Gene oder gesundes Leben? in Heilpraxisnet, 13.10.2019.

6.3   Die Ältesten tanzen im kältesten Dorf

Und noch eine Gruppe ist interessant: Die ältesten Menschen Russlands leben im kältesten Dorf der Welt, Oimjakon/Kamtschatka, wo die Temperatur im Januar durchschnittlich minus 50° C beträgt und das nächste Krankenhaus 800 km entfernt ist, es keinen Arzt gibt und wo es wegen der nur zwei Monate langen Vegetationszeit kaum Gemüse gibt und nur Pferdefleisch zur Verfügung steht. Dort werden die Menschen nicht nur sehr selten krank, sondern sind zugleich die ältesten ganz Russlands.

Sie halten die Familie hoch, sind gesellig. Ihre liebste Freizeitbeschäftigung ist das Tanzen.[10]

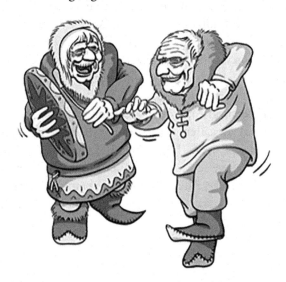

Welchen Wert das Tanzen hat, beschreibt der Heilige Augustinus von Hippo schon um das Jahr 400 n. Chr.:

---

[10]Marius Born in Die Welt vom 20.01.2007, S. R1.

Ich lobe den Tanz, denn er befreit den Menschen
von der Schwere der Dinge
zur Gemeinschaft. Ich lobe den Tanz, der alles fordert und
fördert,
Gesundheit und den klaren Geist
und eine beschwingte Seele. Der Tanz fordert den
befreiten,
den beschwingten Menschen
im Gleichgewicht aller Kräfte.
Ich lobe den Tanz. Oh Mensch, lerne tanzen, sonst wissen
die Engel
im Himmel mit Dir
nichts anzufangen.

Er erkannte schon früh den ganzheitlichen Anspruch, der sich aus tänzerischer Bewegung ergibt. Das Gemüt erhellt sich, die Gelenke profitieren, der Geist wird erfrischt. Am Beispiel der russischen Volksgruppe ist eindeutig widerlegt, dass es in erster Linie auf eine gute Ernährung ankommt, um gesund alt zu werden.

Im Gegenteil scheint es besser zu sein, sich schlecht zu ernähren, aber sich gut zu bewegen, als sich gut zu ernähren und dabei wenig zu bewegen ...[11].

Zusammengefasst kann man also sagen, dass der entscheidende Faktor Bewegung der alles entscheidende für ein gesundes und leistungsfähiges Altern ist. Kurzum, wir lernen aus der Anthropologie: Dezidiert feinmotorische Bewegungen haben lebenslang den wichtigsten Einfluss auf die menschliche Intelligenz.

---

[11]Einer der führenden Ökotrophologen Deutschlands, der Hamburger Prof. Dr. Michael Hamm, bestätigt meine These, dass es besser ist, sich schlecht zu ernähren, aber dabei gut zu bewegen, als umgekehrt sich gut zu ernähren, aber wenig zu bewegen.

Ein leuchtendes Beispiel gab der Mitte 2008 gestorbene Franz Künstler in dieser Hinsicht. Er war mit 108 Jahren bis zuletzt als ältester Museumsführer der Welt in Niederstetten, Baden-Württemberg aktiv und faszinierte nachfragende Besucher durch seine geistreichen Antworten.[12]

---

[12]Die Welt vom 29.05.2008, S. 32.

7

Was und wie viel

Mit „Bewegung" sind körperliche Aktivitäten in der
Routine des Alltags gemeint, wie zu Fuß gehen, Treppen,
steigen statt den Aufzug benutzen, Fahrrad fahren, statt
mit dem Auto zur Schule gebracht zu werden, Ballspiele
im Freizeitbereich. Geschirr abwaschen, Handarbeiten,
Schuhe putzen, Garten umgraben, ohne Motor Rasen
mähen, Zimmer fegen, Wege harken …

7.1 Offenbarungseid

Eigentlich hätten wir genügend Gelegenheiten, uns ausreichend zu bewegen. Das wäre der Normalfall. Aber den
gibt es kaum noch. Neueste Untersuchungen zeigen, dass
statt der für die Gesundheit notwendigen 10.000 Schritte
heute noch knapp 1500 Schritte im Durchschnitt gelaufen
werden. Wir nutzen den Segen der Bewegung nicht, weil

© Der/die Herausgeber bzw. der/die Autor(en), exklusiv lizenziert
durch Springer-Verlag GmbH, DE, ein Teil von Springer Nature
2020
G. von Kunhardt und M. von Kunhardt, *Leichte Bewegung – Gewinn
für Herz und Hirn,* https://doi.org/10.1007/978-3-662-62046-5_7

wir der Technik den Vorzug geben, die uns nur noch „Restarbeiten" übrig lässt.[1]

So ist der Bewegungsmangel quasi unbemerkt der Normalfall geworden. Gemessen an der Bedeutung der Bewegung für die Gesundheit und geistiger Leistungsfähigkeit ist das aber wie ein Offenbarungseid. Die Folgen, die sog. Zivilisationserkrankungen, wie Herz-, Krebs-, Asthma-, Arthrose-, Diabetes- und Allergieerkrankungen werden nicht etwa mit einer nationalen Bewegungsaufforderung, sondern mit Gesundheitsreformen beantwortet, die eigentlich nichts mit Gesundheit zu tun haben. Sie sind lediglich eine Krankengeldverteilreform.

Für präventive, insbesondere Bewegungsschulungen sind noch nicht einmal 1 % der Kosten im Haushalt des Gesundheitsministeriums vorgesehen. Eine Änderung ist nicht zu erkennen. Das ist eine Schande. Nichts gegen die Solidargemeinschaft, in der Starke (Gesunde) für die Schwachen (Kranken) eintreten müssen. Wenn aber die bewegungsaktiven Menschen für die Krankheitskosten der Faulen und Inaktiven mitbezahlen müssen, sieht das keiner mehr so recht ein.

Die Akzeptanz zu unserem Gesundheitssystem nimmt daher rapide ab. Einzig die ehrenamtlich auf kommunaler Ebene geführten Sportvereine halten dagegen. Sie laden besonders Kinder und Jugendliche ein, körperlich aktiv zu werden und damit ihre Fitness und geistige Beweglichkeit zu steigern. Und es ist richtig, gerade Kindern frühzeitig Freude an körperlicher Bewegung zu vermitteln. Aber die Sportvereine verzeichnen leider rückläufige Zahlen.[2]

---

[1] https://www.gofeminin.de/gesundheit/10000-schritte-s2725609.html, Cristina Cascino, 23.07.2018.

[2] https://www.buedelsdorf.de/media/custom/1742_2821_1.PDF?1531400197, Wolfgang Schabert, Stefan Eckel, Sport und Bewegung im Lebens- und Wirtschaftsraum Rendsburg-Büdelsdorf, 06.2018.

Körperliche Bewegung im weitesten Sinne unterstützt nicht nur das Wachstum und die Förderung der Muskelkraft, die Gelenke, Sehnen und Bänder, sondern hilft gleichzeitig auch Teamgeist und Aufmerksamkeit, Koordinationsvermögen und Gleichgewichtssinn zu entwickeln und zu fördern. Spielerische Bewegung fordert zur Kreativität heraus und entwickelt die geistige Fitness.

7.2 Wert des Spiels

Was ist mit spielerischer Bewegung gemeint? Sicher auch sog. Mannschaftssportarten wie Fußball, Tennis oder Basketball. Aber dazu müsste man sich organisieren, verabreden, treffen – und bezahlen.

Viel einfacher sind spielerische Bewegungsaktivitäten durch den ganzen Tag hindurch. Das setzt Mut zur Blamage voraus. „Wo ist der Autoschlüssel?", frage ich, und meine Frau wirft ihn mir zu. Wenn ich nicht schnell genug reagiere, fällt er mir vor die Füße. Das trainiert Schnelligkeit, Geschicklichkeit, reflexartiges Handeln. Das kann auch mal danebengehen, trotzdem profitiert das Gehirn.

Wenn wir unsere Mahlzeiten im Garten vorbereiten, entwickeln wir uns beim Tragen von Geschirr in der einen Hand, dem Sitzkissen unterm Arm und der Teekanne in der anderen Hand zu wahren Artisten.

Bei jedem Gang durch den Garten zupfen wir Unkraut. Wir bücken uns hier, wir bücken uns da. Der Garten wird zu einer Art Turnhalle. Er blüht und gedeiht, macht Freude und hält uns gesund. Da bieten sich viele kleine Gelegenheiten während des Tages an, um sich parallel zu Routinevorgängen leicht muskulär und intellektuell zu trainieren und dadurch mehr Lebensfreude und auch eine höhere Lebensqualität zu erhalten.

Als gutes Beispiel sei das Laufen beim Golfspielen genannt. Der ehemalige Arzt der Fußball-Nationalmannschaft, Professor Heinz Liesen, sagt: „Golf ist heute die schonendste Form, um neben der Förderung der Muskelkraft, die Gelenke, Sehnen, Bänder, gleichzeitig auch spielend die Ausdauer, die Koordination und die Balance zu verbessern. Golf ist eine Sportart, die den ganzen Menschen fördert. Sie fordert zur Kreativität heraus und fördert die geistige Fitness. Bei 2-mal 18 Löcher Golf pro Woche verbraucht der Mensch 2000 bis 3000 kcal und senkt damit das Risiko von Herzkreislauferkrankungen um 30 bis 40 %."[3]

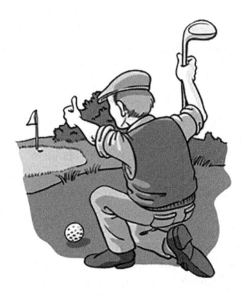

Im Vergleich zum Joggeln oder anderen reinen Ausdauersportarten führt die hohe koordinative und technische Beanspruchung in Verbindung mit anderen Heraus-

---

[3]Prof. Dr. med. Heinz Liesen, in Golf-Magazin, 5/2000, S. 10–13.

forderungen an Sinnesleistungen, wie Antizipation von Boden und Gelände, die Distanzeinschätzung usw., zu einer hohen Aktivierung der Leistungsareale des Gehirns. Vom Gewinn für das Immunsystem mal ganz zu schweigen.

Interessant ist außerdem, dass man bei einer vollen Runde über 18 Loch insgesamt 18.000 Schritte geht, d. h., man ist schon bei einer kleinen Runde über 9 Loch der erwünschten Tagesration von 10.000 Schritten sehr nahe.

Außerdem werden dabei die Gelenke stabilisiert, die Knochen geschützt, gestärkt und der Blutfluss erleichtert. Bedrohliche Erkrankungen wie Bluthochdruck, Herz-Kreislauf-Probleme und die Zuckerkrankheit können in ihrer Entstehung verhindert oder lange hinausgezögert werden. Alle neueren Untersuchungen zeigen auch, dass die Leistung des Gehirns und vieler anderer lebenswichtiger Organe durch Bewegung verbessert und langfristig zu einer höheren Entwicklung führen.[4]

Die durch spielerische Bewegung verbesserte Sauerstoffversorgung ist der Schlüssel zum Leben. Der Kölner Neurologe Christian Dohmen empfiehlt, Golf per Krankenschein zu verordnen.

7.3 Ausnahme Trampolin

Eine andere hocheffiziente Möglichkeit, spielerische Bewegung ins Wohnzimmer zu bekommen, bietet die Weiterentwicklung spiralgefederter Rebounder zu seilgespannten hoch elastischen Trampolinen.[5]

---

[4]Prof. Dr. med. Wieland Kiess, https://www.uniklinikum-leipzig.de/HealthMagazine/0517.pdf, 06.04.2017.
[5]Hochelastische Trampoline, siehe www.bellicon.de.

Hier werden Muskeln und Gehirn gleichermaßen aktiviert. Dieses Trampolintraining wirkt wie ein Lymphatisator, weil das Gewebe ohne besondere eigene Anstrengung bei jeder Schwingung unwillkürlich bewegt wird und damit eine optimale Stoffwechselreaktion auslöst. Das Lymphsystem, das im Grunde die Abwasserkanalisation des Körpers ist, wird aktiv und entschlackt den Körper, übrigens auch das Gehirn. Das geschieht nicht von selber, sondern ist ausschließlich von An- und Entspannung der Muskulatur abhängig.

Bewegen wir uns nicht, erlahmt das Lymph- und damit unser Abwehrsystem. Inaktivität ist wie ein kleiner Tod, denn das Bindegewebe verliert seine Durchlässigkeit und neigt zur Verklebung. Im Gehirn ist das der Anfang von Demenzen. Fett wird in Problemzonen abgelagert, es entwickelt sich eine Orangenhaut. Der Teint wird gelblich fahl.

Das hochelastische Trampolin ist das preiswerte Allheilmittel. Es kostet weniger als der Monatsbeitrag für die Krankenkasse, bietet aber unvorstellbare Gesundheitsgewinne.[6] Es macht elastisch, schön und bewirkt ein richtiges Bodyshaping.

---

[6]https://www.trampolin-schule.de/index.php/health-benefits, Stand 01/2020.

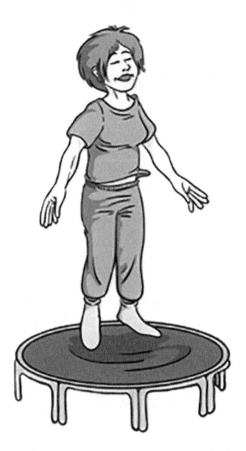

Täglich zweimal ein wenig darauf herumwippen genügt, um die Lymphe in Bewegung zu bringen und die Lebensenergien zu aktivieren. Meine Frau nutzt dieses Trampolin übrigens mit großem Gewinn. Weil ihr bei einer Brustkrebsoperation mit Entfernung von 17 Lymphknoten eine lebenslang regelmäßige Lymphdrainage verordnet worden ist, übernimmt diese Notwendigkeit das tägliche Schwingen auf dem Trampolin. Und kostet nichts!

Diesen Segen der unwillkürlichen An- und Entspannung kann jeder nutzen. Wenn es einem dabei auch noch gelingt, tief und bewusst zu atmen, steht dem wachen, langen und gesunden Leben nichts mehr im Wege. Kleiner Aufwand – große Wirkung![7]

---

[7]Kunhardt G v (1998), Kleiner Aufwand – große Wirkung, Vivavital Verlag Köln.

8

Körpereigene Intelligenz

In den vergangenen Jahren wurden neue Erkenntnisse gewonnen, wie Bewegung, insbesondere Ausdauertraining, vor Bluthochdruck, Altersdiabetes und vielen anderen schon oben erwähnten Erkrankungen schützen kann. Dabei wurde klar, dass das Zusammenspiel der biochemischen Abläufe in den Körperzellen schon bei einem geringen Maß an Bewegung in positiver Weise gefördert und unterstützt werden kann.[1] Die körpereigene Intelligenz (Homöostase) kann dann für die Stärkung

---

[1]Internisten-im-netz.de: „Forschungen ergaben, dass bereits mäßige Bewegung das Infarktrisiko um bis zu 30 % senkt. Ausdauersport kann einen zu hohen Blutdruck senken. Die stärkere Durchblutung verringert das Risiko für die Bildung eines Blutgerinnsels. Schon 3-mal wöchentlich eine halbe Stunde Traben und Trimmen erhöht die Knochendichte. Damit wird auch einer Osteoporose vorgebeugt. Regelmäßige Bewegung erhöht Zahl und Aktivität der so genannten natürlichen Killerzellen zur Bekämpfung von Viren und Tumorzellen. Dadurch Stärkung der Immunabwehr.", Stand 23.01.2020.

© Der/die Herausgeber bzw. der/die Autor(en), exklusiv lizenziert durch Springer-Verlag GmbH, DE, ein Teil von Springer Nature 2020
G. von Kunhardt und M. von Kunhardt, *Leichte Bewegung – Gewinn für Herz und Hirn,* https://doi.org/10.1007/978-3-662-62046-5_8

einer sowohl sauerstoffunabhängigen wie auch sauerstoffabhängigen Kondition ebenso für den Fettstoffwechsel und den Zuckerstoffwechsel sorgen.

8.1   Training des Immunsystems

Aber das Wichtigste ist das Training des Immunsystems. Je mehr Erfahrung es machen darf, umso stärker wird es in der Viren- und Bakterienabwehr. Deswegen sind Impfungen ambivalent. Einerseits stärken sie die Abwehr gegen ein spezielles Virus. Sie sind damit wichtig für gleichbleibende Viren, wie etwa der Kinderlähmung, bei Typhus, der Pocken, der Masern bei Tetanus und Mumps etc., aber sie schwächen das Immunsystem bei sich verändernden, mutierenden Viren, wie das bei den Corona- und Grippeviren einschließlich Sars-Cov 2 der Fall ist.

Wenn der Impfstoff endlich verfügbar ist, gibt es bereits ein völlig neues anderes Corona-Virus. Besser also, das eigene Virusabwehrprogramm zu sensibilisieren und aktivieren.

Aus diesem Grund ist es viel besser, das gesamte Immunsystem durch Bewegung zu stärken. Dabei spielen ca. 400 neuentdeckte Myokine eine besondere Rolle.[2]

---

[2]Deutsche Zeitung für Sportmedizin I/2020, S. 3: „Eine der großen Erkenntnisse der vergangenen Jahrzehnte ist die Funktion der Muskulatur als endokrines Organ. Die gesundheitsförderliche Wirkung, welche das Muskelgewebe inne hat. Muskelzellen haben eine hohe sekretorische Kapazität. Über 100 verschiedene Faktoren wurden bereits identifiziert. Man nennt sie, in Anlehnung an das sekretorische Organ, aus dem sie stammen, Myokine. Die Entdeckung dieser Moleküle wirft ein neues Licht auf das Muskelsystem und besonders auf die Bedeutung von körperlicher Aktivität, Bewegung und Krafttraining für die Gesundheit." (Anm. d. Verfassers: der inneren Organe), so Prof. Mark Febbraio, Leiter der Abteilung Diabetes and Metabolism am Garvan Institute of Medical Research im australischen Darlinghurst.

Eins von ihnen ist für den Abbau des Bauchfettes verantwortlich ...[3]

Dabei kommt dem Interstitium (ist ein erst neu erkanntes Organ) besondere Bedeutung zu. Es handelt sich um das sogenannte Zwischengewebe, welches alle Organe und Leitungen ummantelt. Bisher gab man ihm keine Bedeutung. Jetzt stellt sich heraus, dass es ein hochintelligentes und universales Leitungs- und Meldesystem ist, welches Krankheiten schon frühzeitig erkennt und auch Gegenmaßnahmen auf molekularer Ebene einleitet. Man kann es sogar im Körper sehen. Es sieht wie ein zarter Gazeschleier aus. Das eröffnet ganz neue Perspektiven für die Gesundheit: Man denke an die Bauchspeicheldrüse, Herz, Leber, Lunge, das Immunsystem etc. Sie alle sind vom Interstitium ummantelt und profitieren unmittelbar von Bewegung.

Das beeinflusst die Geschwindigkeit, die Qualität und Menge der Hormone, Botenstoffe, Enzyme, Transmittersubstanzen, einschließlich der für das Andocken zuständigen Rezeptoren.

Sie sind sämtlich in ihrer jeweiligen Leistungsfähigkeit von ausreichend muskulärer Bewegung abhängig. Hirnforscher Johannes Holler bestätigt, damit die Intelligenz beeinflussen zu können: Die Leistungsfähigkeit aller Organe, einschließlich des Hirns, entspricht der Funktionstüchtigkeit der Muskeln.[4]

Sportwissenschaftler Professor Heinz Mechling erklärt in ARTE, dass Bewegung nicht nur für die Intelligenz, sondern für alle internistischen Krankheiten erfolgreich eingesetzt werden kann.[5]

---

[3]www.optimalefitness.de „Ein weiteres entdecktes Myokin ist Interleukin 6. Es hilft dabei, das gefährliche viscerale Fett im Bauchbereich abzubauen." eingesehen am 08.10.2018.

[4]Johannes Holler, Das neue Gehirn, in: Impulse 6/96, S. 186.

[5]Prof. Dr. med. Heinz Mechling, Sporthochschule Köln in TV-Arte in der Sendung „Bewegung, das neue Medikament" am 26.06.2007.

8.2   Bewegung wirksamstes Medikament

Wenn man bedenkt, dass Bewegungsmangel die Hauptursache für die Entstehung der Zivilisationserkrankungen ist, bedeutet das im Umkehrschluss, dass Bewegung heute das wirksamste Medikament gegen alle Krankheiten ist.[6] Das Beste daran: Sie macht Freude und ist kostenlos! Körperliche Bewegung wirkt in jedem Lebensalter günstig auf Hirn und Herz.

Längst ist erkannt: Bewegungsmangel führt zur schlechteren Befindlichkeit, einer eingeschränkten Lebensqualität sowie zu messbaren Einschränkungen in der schulischen/intellektuellen Leistungsfähigkeit. Dagegen macht viel Bewegung den Menschen schlauer. Die Frage ist: Warum tun wir so wenig dafür? Hirnforscher veröffentlichen jeden Monat immer neue Erkenntnisse über die Entwicklungsmöglichkeiten unseres Gehirns aufgrund muskulärer Stoffwechselarbeit.

Obwohl der Körper durch ausdauernde Muskelarbeit viel leistet, fühlt er sich nach einem langsamen Lauf nicht müde, sondern erfrischt mit neuem Tatendrang. Sozusagen „Wohin mit dem Klavier?"

Professor Hambrecht aus Bremen hat jüngst herausgefunden, dass regelmäßige Bewegung sogar zur Vermehrung von Stammzellen führt.[7,8]

Es findet also ein Verjüngungsprozess auf allen Ebenen statt. Die These des Kölner Professors Wildor Hollmann,

---

[6]https://www.apotheken-umschau.de/Sport/Weshalb-Bewegung-so-gesund-ist-534569.html, „Das Medikament ist bewährt und bekannt – unter dem Namen Sport oder Bewegung.", 31.03.2017.

[7]Pressetext DGK 04/2007 Körperliche Aktivität und kardiale Ereignisse, Statement von Prof. Dr. Rainer Hambrecht, Bremen.

[8]https://www.catalixx.de/?page_id=358 „Deshalb ist regelmäßige Körperaktivität so wichtig für unsere Gesundheit und sogar für die Vitalität. Stammzellen vermehren sich bei Bewegung.", Stand 23.01.2020.

nachdem wir physiologisch zwanzig Jahre vierzig Jahre jung bleiben können, lässt sich also auch auf das Gehirn erweitern.

8.3   Jünger, älter und gesünder

Aufsehenerregende Forschungen des hannoverschen Physiologen Axel Haverich[9] konnten sogar zeigen, dass ein moderater Sport (Ausdauerlaufen) zur Verlängerung der Telomere um 6 % geführt hat. Telomere sind die Schutz-kappen an den Enden der Chromosomen. Mit jeder Zell-teilung werden sie kürzer, bis sich die Zellen nicht mehr teilen und vergreisen.[10] Ihre Länge ist messbar, und es lässt sich die noch zu erwartende Lebenslänge errechnen.[11]

Kontinuität und Konsequenz ist nötig, um den Jungbrunnen-Effekt zu erhalten, den die Forscher belegt haben. Sie untersuchten bei den Testpersonen die Länge der Chromosomen-Enden (Telomere) der weißen Blutzellen – und stellten fest, dass diese um sechs Prozent gewachsen waren. „Das ist ein Hinweis darauf, dass sich die Zellen ver-jüngt haben", sagt Haverich. Denn grundsätzlich verkürzen sich die Telomere bei jeder Zellteilung. Dies führt zu einer Alterung der Zellen und des gesamten Organismus.

---

[9]Prof. Dr. Dr. hc Axel Haverich (Hannover), Studie Telomere, Direktor der Klinik für HTTG-Chirurgie der MH Hannover.

[10]Lara M.C. Puhlmann, Sofie L. Valk, Veronika Engert, Boris C. Bernhardt, Jue Lin, Elissa S. Epel, Pascal Vrticka, Tania Singer. Association of Short-term Change in Leukocyte Telomere Length With Cortical Thickness Change and Outcomes of Mental Training Among Healthy Adults. JAMA Network Open 2019;2(9): e199687 „Die Zelle kann ihre Funktionen zunehmend schlechter ausführen. Dies ist einer der Mechanis-men für das Altern. Die Länge der Telomere gilt daher als Marker für das bio-logische Alter eines Menschen – im Gegensatz zum chronologischen Alter, welches wir in Zahlen definieren." 26.09.2019.

[11]Prof. Dr. Wolfgang Höppner, Bioglobe GmbH, Grandweg 64, 22529 Hamburg.

Am Ende der Studie wurden alle Probanden zudem umfangreich körperlich untersucht – vom Blutdruckcheck bis zur Herzfrequenz. Es habe sich herausgestellt, dass die „Verjüngung" der zwischen 45 und 65 Jahre alten Studienteilnehmer durch den Sport bis zu 15 Jahre betragen habe, erläutert sein Kollege Tegtbur.[12]

Die Bildzeitungsparole „Dick macht dumm" stimmt zwar nicht generell. Denn motorisch gut ausgebildete Dicke sind wesentlich konzentrierter und leistungsfähiger als Untrainierte. Dies ist das Ergebnis einer Studie der Sporthochschule Köln, die unter der Leitung von Prof. Dr. Christine Graf stattfand.[13] Die umgekehrte Losung „Bewegung macht schlau" ist wissenschaftlich hinreichend belegt und trifft selbstverständlich für alle Altersklassen zu.

Die Medizinerin appelliert an Eltern, den natürlichen Bewegungsdrang ihrer Sprösslinge nicht einzuschränken. Sie sollten ihre Kinder einfach nach draußen schicken, denn jede Bewegung fördere die Koordination und die Intelligenz.[14] Das zeigen auch die erfreulichen Ergebnisse der „Waldkindergärten", die statt in ummauerten Räumen ganztägig nur an der frischen Luft sind und deren Unfallzahlen sich auffällig von anderen Kindergärten unterscheiden.

In einem Sechs-Jahres-Zeitraum sind lediglich zwei wirkliche Unfälle geschehen, 90 % weniger als in normalen Kindergärten! Im Krabbeln, Klettern, Balancieren, Kriechen, Hocken, Springen, Laufen etc. bei jeder Witterung, im Wind und im Regen schulen sie nicht

---

[12]Prof. Dr. med. Uwe Tegtbur, Direktor des Instituts für Sportmedizin in HAZ v. 25.01.2013.

[13]Prof. Dr. med. Christine Graf, Sporthochschule Köln, locations.koeln by KölnTourismus, 05.2018.

[14]Prof. Dr. med. Christine Graf, Sporthochschule Köln, locations.koeln by KölnTourismus, 05.2018.

nur ihre Geschicklichkeit und damit ihre Sturzintelligenz, sondern auch ihre Abwehrkräfte.[15]

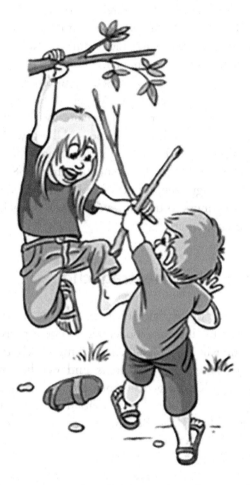

Ein Team unter der Leitung der Sportmedizinerin Christine Graf verglich 567 Jungen und Mädchen. Bei

[15]Prof. Dr. med. Klaus Bös in ARTE in der Sendung „Bewegung, das neue Medikament" am 26.06.2007.

den Konzentrationstests schnitten die Kinder besser ab, die sich gut bewegen konnten. Kinder lernen die Welt über Bewegungen wie Greifen, Tasten oder Laufen kennen. Sie»begreifen« im wahrsten Sinne des Wortes ihre Welt. Dabei entwickelt sich nicht nur die Koordination, sondern auch das Denkvermögen.

Diese Kinder leiden sehr selten unter Erkältungskrankheiten, geschweige denn Allergien. Sie entwickeln einen gesunden Appetit auf qualitativ hochwertige Nahrungsmittel. Sie bekommen kein Übergewicht! Das ist ein dramatisches Beispiel für den Segen natürlicher Bewegung. Eine andere Untersuchung mit 668 Grundschulkindern zeigt ebenfalls, dass die Kinder, die über eine bessere Bewegungskoordination verfügen, sich auch besser konzentrieren können.[16]

8.4   Und sozialverträglicher

Der Karlsruher Sportwissenschaftler Prof. Dr. med. Klaus Bös berichtet in einer vergleichenden Studie für das Bündnis „gesunde Kinder": Tägliche Bewegungsangebote zeigen Rückgänge aggressiven Verhaltens und deutlich weniger Unfälle.[17] Die Kinder gehen motivierter zur Schule, sind offensichtlich lernbereiter und werden in ihrer Persönlichkeit gestärkt. Klaus Bös macht darauf aufmerksam,

---

[16]Michael Gasse, Peter Dobbelstein aus Forum Schule mit Genehmigung des GUV Westfalen-Lippe. In ipunkt 3/2004, Unfallkasse Sachsen.

[17]https://www.unfallkasse-nrw.de/fileadmin/server/download/praevention_in_nrw/praevention_nrw_12.pdf „… bei psychomotorisch geförderten Kindern war ein Rückgang von 50 % bei den Unfall-Meldezahlen …" 2. Aufl. 2019, eingesehen am 09.07.2020.

dass tägliche Bewegungszeiten nicht nur die Gesundheit fördern, sondern sich auch positiv auf das Schulklima insgesamt auswirken.[18]

Bewegung hat also eine viel größere Bedeutung als nur einen Geschicklichkeits- und Muskelzuwachs. Was passiert da genau im Gehirn? Bei Bewegung kommunizieren die Nervenzellen miteinander, indem sie mithilfe von Botenstoffen, sog. Neurotransmittern wie z. B. Acetylcholin oder Dopamin, Signale senden. Hierdurch verändert sich das elektrische Gleichgewicht der Partnerzellen. Eine erhöhte Aktivität der Nervenzellen (Langzeitpotenzierung) bewirkt eine nachhaltige Veränderung der Kontaktstellen (Synapse).

„Lernen" bedeutet, dass solche Verbindungen neu geschaffen oder verändert werden. Wird eine Synapse nun in kurzer Folge durch Bewegung immer wieder aktiviert, so „erinnert" sie sich an die vorherige Stimulation und passt sich der Beanspruchung an. Die Verbindung wird nachhaltiger und stabiler, der Mensch intelligenter. Eine weitere Folge von Bewegung bei der Informationsverarbeitung ist die Einwirkung des motorischen Systems auf benachbarte Bereiche.

Dies wird z. B. in der Arbeit mit Kindern genutzt, die Lese-Rechtschreib-Probleme haben. Trainingsprogramme, in denen gezielt schreibrelevante Bewegungsaufgaben integriert sind, führen zu vergleichsweise schnelleren und größeren Lernfortschritten. Spielerisch kombinierte Herausforderungen gelingen umso besser, je bewegungsaktiver sie angeboten werden. Bewegung macht tatsächlich schlau.[19]

---

[18]HBSC-Studie im Beitrag von Hurrelmann/Settertobulte in Brägger/Posse/Israel 2008, S. 64–67.

[19]https://www.familie.de/kleinkind/bewegung-kinder-werden-durch-bewegen-schlau/, Christine Plass, erschienen in familie&co 05/2016.

9

Sauerstoff – das A und O

Spaziergänge halten in jedem Alter fit, nicht nur den Körper, sondern auch den Geist. Das haben amerikanische Forscher in einer Studie an Männern und in einer anderen Untersuchung an Frauen nachgewiesen. Die Wissenschaftler sehen darin einen weiteren Beweis, dass Bewegung die Gesundheit und das Gehirn fördern.[1] Wie sie den Verfall im Gehirn bremst, hat Dr. Samuel West bereits 1995 veröffentlicht.[2]

---

[1]Vgl. Fachmagazin JAMA, Bd. 292, S. 1447, 1454, American Medical Association.

[2]https://de.scribd.com/doc/228549836/Dr-Samuel-West-Atmen-Sie-sich-Gesund (von Druckausgabe Nr. 6/1995, Copyright *Zeiten*Schrift, CH-6343 Rotkreuz).

© Der/die Herausgeber bzw. der/die Autor(en), exklusiv lizenziert durch Springer-Verlag GmbH, DE, ein Teil von Springer Nature 2020
G. von Kunhardt und M. von Kunhardt, *Leichte Bewegung – Gewinn für Herz und Hirn,* https://doi.org/10.1007/978-3-662-62046-5_9

9.1   Heilkräfte unvorstellbar groß

Demnach lässt Sauerstoff die Heilkräfte des Körpers und die Entwicklung des Gehirns unvorstellbar groß werden. Neben dem Blutkreislauf und den Nervenbahnen gibt es nämlich noch einen weiteren Kreislauf im Körper, einen elektrischen. Forschungen bestätigen, dass elektrische Ströme mehr Sauerstoff zu den weißen Blutkörperchen führen, sodass diese die Fähigkeit bekommen, Krebszellen zu zerstören. Ja, es gibt sogar „elektrische Pumpen", die dafür sorgen, dass der elektrische Ladungszustand zwischen dem Inneren der Zelle und ihrer Umgebung gleich bleibt: In den Zellen ist der Kalium-Level (K+) hoch, der von Natrium (Na+) niedrig.

Außerhalb der Zelle ist es umgekehrt. Durch diesen Unterschied wird, wie bei einer Batterie, ein Ladungspotenzial erzeugt, eine elektrische Spannung. Dies gibt den Zellen wiederum die Kraft, sich ständig zu regenerieren und Eiweiß(-Gifte) aus dem Gewebe zu entfernen.[3] Das ist eine lebensnotwendige Funktion, ohne die wir innerhalb von 24 h sterben würden. Gleichzeitig ist das der Beginn der Arbeit des Lymphsystems, dessen Bedeutung bis heute krass missachtet wird. Nur so werden die Gifte aus unserem Körper geleitet.

Das geht allerdings nur, wenn die giftigen Proteine nicht zusammenklumpen, wie sie das bei ungenügender Sauerstoffversorgung tun. Dann passen die Eiweißklumpen nicht mehr durch die Kapillare. Funktioniert dieses System allerdings normal, kann fast jede Krankheit abgewehrt, jede Verletzung in kürzester

---

[3]Schulz J, Basofil Life – Leben in Balance, 1. Aufl. 2006, Books on Demand, Norderstedt.

Zeit geheilt werden. Hier ist der Schlüssel für den Erfolg der Homöostase (Selbstheilungskraft).

Das elektrische Feld der Natrium-/Kaliumpumpen hält jedoch nicht nur die Blutproteine flüssig, sondern auch die Minerale gelöst. Bricht das Feld aus Mangel an Sauerstoff zusammen, klumpen auch die Mineralien und fallen aus. Lagern sie sich in den Gelenken ab, spricht man von Arthrose, in den Augen nennt man es den „Grauen Star", in den Blutbahnen „Arterienverkalkung" und im Gehirn „Alzheimer".[4]

Letzteres ist eine Demenz, eine Alterserkrankung, an der acht bis dreizehn Prozent aller Menschen über 65 Jahre leiden. Prinzipiell kann sie durch alle Veränderungen des Gehirns hervorgerufen werden. Als häufigste Ursache gilt die Alzheimer-Krankheit, bei der die Nervenzellen des Gehirns durch „Verklebung" (durch das Kupferprotein Amyloid) der Nervenenden langsam absterben.[5]

Die Ursache ist jedoch immer eine Sauerstoffnot aufgrund von Bewegungsmangel. Sind die Blutbahnen

---

[4]**Zeiten**Schrift, CH-Rotkreuz Nr. 6/1995, S. 4 ff. über Dr. Samuel West, „The golden Seven plus One" und Dr. Arthur C. Guyton „Das Entfernen von Eiweiß aus dem Gewebe".

[5]Schlaganfall kann durch Sauerstoffmangel Alzheimer nach sich ziehen. Kanadische Forscher haben jetzt herausgefunden, dass Sauerstoffmangel aufgrund von Durchblutungsstörungen die Ursache dafür ist. Schlechte Sauerstoffversorgung von Hirngewebe aktivierte bei Mäusen das Gen für ein Enzym, das an der Bildung des Beta-Amyloids beteiligt ist. „Sauerstoffmangel erhöht stark die Aktivität des BACE1-Gens, wodurch wiederum das Enzym Beta-Sekretase aktiviert und die Beta-Amyloid-Produktion gesteigert wird", schreiben die Forscher um Weihong Song von der University of British Columbia in Vancouver. Die Beta-Sekretase ist eines der Enzyme, die durch Spaltung eines Vorläuferproteins das Beta-Amyloid erzeugen, aus dem die krankhaften Ablagerungen bestehen. Gleichzeitig verschlechterte sich das Gedächtnis der Tiere. Endlich sei der molekulare Zusammenhang zwischen Gefäßerkrankungen und Alzheimer geklärt, sagen die Forscher. Als Therapie empfehlen sie gefäßerweiternde Bewegung, die das Gehirn mit ausreichend Sauerstoff versorgen. Wsa, Die Welt vom 23.11.2006, S. 31.

blockiert, sammeln sich die Gifte zwischen den Zellen an. In der Folge kann der Sauerstoff nicht mehr zu den Zellen gelangen, sodass diese buchstäblich ertrinken. Die Glucose kann aus der Nahrung nicht mehr zusammen mit dem Sauerstoff zu Adenosintriphosphat (ATP) umgewandelt werden. Dieses ATP, das sozusagen der „Sprit" für den Zellmotor ist, fehlt dann den Zellgeneratoren, um elektrische Energie zu erzeugen.

In unserer bewegungsarmen Welt aber wird das Blut nicht mehr mit genügend Sauerstoff versorgt. Ein Teufelskreis beginnt. Sauerstoff, Blut und Lymphe sind das A und O des Lebens. Schon tiefes Einatmen, Sport, Treppensteigen und Lachen bringen Sauerstoff in den Kreislauf und damit ins Gehirn.

9.2   Langsam laufen für ein langes Leben

Wissenschaftler um Robert Abbott von der Universität von Virginia hatten zwei Jahre lang die Laufgewohnheiten von 2257 körperlich gesunden Männern im Alter von 71 bis 93 Jahren beobachtet. Sie untersuchten den Geisteszustand der Männer neurologisch sechs Jahre später. In 158 Fällen diagnostizierten die Mediziner Demenz.[6]

Die Ergebnisse sind erschütternd:

Für Männer, die weniger als 400 m pro Tag zu Fuß gingen, war eine Erkrankung etwa doppelt so wahrscheinlich wie für Männer, die mehr als drei Kilometer täglich zurücklegten.

Senioren, die zwischen 400 m und 1,5 km am Tag spazierten, hatten noch ein 71 % höheres Risiko als die Vielgeher.

---

[6]https://www.wissenschaft.de/umwelt-natur/bewegung-im-alter-haelt-auch-den-geist-fit/, ddp/bdw – Barbara Witthuhn, 23.09.2004.

„Diese Beobachtung lässt sich auf ein wahrscheinlich lebenslanges Verhaltensmuster zurückführen", erklärt Abbott. Aktive Menschen leben normalerweise gesünder, bewegen sich jedoch mehr und ernähren sich besser als nicht-aktive Menschen. Diese Faktoren wirken zusammen und bestimmen die Vitalität und den Gesundheitszustand des Gehirns.[7] Auch bei älteren Frauen wirkt sich Bewegung positiv auf den Geisteszustand aus. Das zeigt eine weitere im Fachmagazin JAMA veröffentlichte Studie.

„Forscher um Jennifer Weuve von der Harvard-Universität in Boston hatten die Merkfähigkeit von über 18.000 Frauen im Alter von 70 bis 81 Jahren mit Fragebögen und Telefoninterviews über mehrere Jahre verfolgt. Frauen, die mehr als neunzig Minuten pro Woche spazierten, schnitten hierbei besser ab als Probandinnen, die sich in der Woche nur halb so lange bewegten."[8]

Allerdings, selbst wer nicht lange Strecken joggt, wird sicher schon einmal davon gehört haben: Ausdauersport kann im Laufe einer intensiven Belastung zu einem drogenähnlichen Glückszustand führen. Der Betaendorphin-Spiegel kann dann bis zu 300 % überhöht sein.[9] Verantwortlich dafür ist die mit der motorischen Beanspruchung verbundene Ausschüttung von Serotonin, einem Botenstoff, der im limbischen System im Gegenspielerprinzip mit Dopamin die Bildung neuer Hirnzellen und synaptischer Verbindungen anstößt und steuert.

Hier trifft das Paracelsus-Prinzip zu: Die Dosis entscheidet, ob ein Medikament zum Heilmittel oder zum

---

[7]Masterarbeit, GESUNDHEITSFÖRDERUNG DURCH BEWEGUNG IM ALTER, Inwieweit beeinflusst ein körperlich aktives Leben im späteren Lebensabschnitt das Altern sowie die Gesundheit von Frauen und Männern in Österreich? eingereicht von Bernadette Pall BSc, 01.10.2018.

[8]S. o., ddp/bdw – Barbara Witthuhn, 23.09.2004.

[9]*Spiegel-Gesundheit,* Weshalb uns Sport glücklich macht, 20.03.2014.

Gift wird.[10] Moderate Bewegung (Prinzip der subjektiven Unterforderung[11]) fördert ein optimales Zusammenspiel von Körper und Geist. Fehlen schon in der frühkindlichen Entwicklung diese Bewegungsanreize, wird das Stoffwechselgleichgewicht zwischen den Nervenzellen gestört und der Entwicklungsprozess gebremst.

Das hat Folgen auf das ganze Leben. Deshalb lautet unsere Devise: Langsam laufen für ein langes und erfülltes Leben.

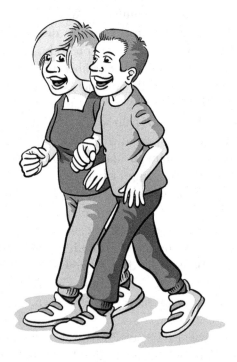

---

[10]https://de.wikiquote.org/wiki/Paracelsus „Alle Dinge sind **Gift,** und nichts ist ohne **Gift;** allein **die Dosis** machts, daß ein Ding kein **Gift** sei."

[11]https://de.wikipedia.org/wiki/Prinzip_der_subjektiven_Unterforderung: Der Begriff „Prinzip der subjektiven Unterforderung" wurde erstmals in dem Buch Keine Zeit und trotzdem fit (Moers 1989) von Gert von Kunhardt verwendet. „Wenn sich Freizeitsportler (beispielsweise Läufer) moderat so belasten, dass sie subjektiv annehmen, eigentlich zu langsam zu laufen („das ist ja zu wenig, um Gewinn zu haben"), ist die Wahrscheinlichkeit, das „steady state" (Sauerstoffgleichgewicht) zu überschreiten, sehr gering."

10

Lernen vereinfachen

Wenn Bewegung nicht nur als Leistungsnachweis, sondern als Ereignis angeboten wird, eröffnen sich weitere Perspektiven. Z. B. kann im Kindergarten oder in der Schule durch Bewegungsgeschichten, Bewegungsliedern oder das Dehnen und Stretchen im stark beanspruchenden Unterricht zu einer Rhythmisierung des Lernens führen, die den Aufmerksamkeits- und Konzentrationsmöglichkeiten der Schülerinnen und Schüler sehr viel eher entspricht.[1] Das Lernen wird dadurch vereinfacht.

So gibt es viele Wege, die uns Menschen schlauer machen können. Immer aber ist die gezielte Bewegung, besonders die feinmotorische oder rhythmische Bewegung, der Schlüssel dazu.

---

[1]https://docplayer.org/78170010-Di-e-bewegt-e-sek-u-ndarschu-l-e-moeser.html eingesehen am 09.07.2020.

© Der/die Herausgeber bzw. der/die Autor(en), exklusiv lizenziert durch Springer-Verlag GmbH, DE, ein Teil von Springer Nature 2020
G. von Kunhardt und M. von Kunhardt, *Leichte Bewegung – Gewinn für Herz und Hirn,* https://doi.org/10.1007/978-3-662-62046-5_10

10.1 Dramatische Folgen

Das Gegenteil ist das Sitzen! Dem Sitzen am Vormittag in der Schule oder Büro folgt das Sitzen am Nachmittag, nur an anderer Stelle, im Auto, im Bus oder bei den Schularbeiten. Die Sinne werden nur noch aufs Sehen und Hören beschränkt, der Körper wird stillgelegt und seiner grundlegendsten Funktion beraubt: der Bewegung.

Sie ist aber der Menschen ureigenes Bedürfnis und in der Gefahr, von den Errungenschaften wie von den schädlichen Folgen der Technisierung, der Motorisierung verdrängt zu werden; ebenso vom medialen Angebot. Fernsehen macht dumm.

Die Folgen lassen nicht auf sich warten. Ich wiederhole mich: Bewegungsmangel ist zu der entscheidenden Zivilisationskrankheit geworden, bei Kindern mit ernsthaften Folgen für die körperliche, aber auch für die geistige, emotionale und soziale Entwicklung. So hat sich die Zahl der übergewichtigen Schulanfänger in den letzten zehn Jahren verdoppelt. Jedes dritte Kind ist heute übergewichtig. Diese Befunde werden jedes Jahr neu auf Medizinertagungen diskutiert. Dort warnten Kinderärzte, dass Übergewicht nicht nur ein Zuviel an Gewicht bedeute, sondern auch ein Zuwenig an Selbstwertgefühl. Das ist ein psychologisch interessanter Aspekt:

Die Kinder möchten ihren Körper nicht zeigen, täuschen aus Angst vor dem Schulsport Unpässlichkeiten vor und finden sich schnell in einem Teufelskreis wieder: Der Versagensangst vor Misserfolg folgt das Vermeiden von Bewegung. Die körperlichen Probleme werden größer. So nehmen immer weniger Kinder am Sportunterricht teil. Weil jedes vierte Kind in Hamburg übergewichtig ist, werden Schulsportbefreiungen von Ärzten attestiert. Das ist das Gegenteil von gut!

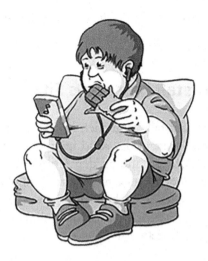

Noch einmal Professor Braumann: „Die Bewegungsmangelfolgen sind dramatisch."[2] Die langfristigen Folgen sind noch nicht absehbar, wächst doch erstmals eine Generation heran, die in der sensibelsten Zeit des Wachstums einen wesentlichen Faktor gesunder Entwicklung vernachlässigt – und damit auch nicht die körperliche Basis schafft, von der der Mensch eigentlich ein ganzes Leben zehrt. Diese, man ist versucht zu sagen, „gehandicapte" Generation, soll dann die Lasten einer immer schneller alternden Gesellschaft tragen?

Noch ist es Zeit, dagegen zu halten. Bewegungseinschränkung beginnt nicht erst im Schulalter: Viele Babys verbringen einen beachtlichen Teil ihrer wachen Zeit in Sitzschalen. Im sog. Babysafe werden sie vom ersten Lebenstag an transportiert, aufbewahrt, abgestellt. Die Eltern haben offenbar kein schlechtes Gewissen, obwohl

---

[2]Braumann K-M (2015), Die Heilkraft der Bewegung, Ellert & Richter Verlag, Hamburg.

doch der Einsatz des Laufstalls schon früher der Inbegriff der Bewegungseinschränkung gewesen sein soll.

10.2 Laufstall besser als Sitzschale

Dabei ist der Laufstall, verglichen mit einer Sitzschale, fast ein Paradies: Hier kann das Kind immerhin noch robben, krabbeln, sich drehen und an den Holzstäben aufrichten, es kann den Boden ertasten, Spielzeug durch die Stäbe stecken und wieder versuchen, dieses hereinzuziehen. Im Babysafe hingegen steht – das ist vielleicht ein Zeichen der Zeit – die Sicherheit an erster Stelle.[3]

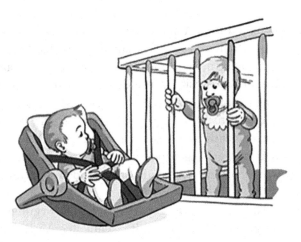

---

[3]Renate Zimmer: „Die motorischen Fähigkeiten deutscher Kinder haben sich drastisch verschlechtert.", DIE ZEIT, 15/2002.

Mit Sicherheit auch die Einengung der Erfahrungen, es gibt keine Chance zu entweichen. Angeschnallt können die Kinder kein Empfinden für die Schwerkraft entwickeln und ihr Gleichgewicht nicht auf die Probe stellen. Die Sinne stumpfen ab, wenn sie nicht gebraucht und benutzt werden. Auch hier gilt die Parole: Use it or lose it.

Ein Beispiel hierfür ist der Umgang mit den Füßen: Babys betasten sie, spielen mit ihnen, stecken sie in den Mund. Spätestens im Kleinkindalter aber setzt dann die Entfremdung ein: In Schuhe gezwängt, wird den Füßen der sinnlich wahrnehmbare Kontakt mit der Erde verweigert. So kommt es, dass Barfußlaufen auf einer Wiese mittlerweile verunsichert, es kitzelt und piekst – sogar am Strand sieht man inzwischen viele Kinder, die nur noch mit Gummisandalen im Sand spielen oder ins Wasser gehen.

Mal ehrlich: Wer von uns geht denn heute schon mal barfuß über eine Wiese? Dieser Verzicht auf Sinneswahrnehmungen hat einen realen Verlust zur Folge: Bei der Geburt verfügt der Mensch über mehr als einhundert Milliarden Nervenzellen, die jedoch erst dann funktionsfähig sind, wenn sie miteinander verknüpft werden konnten. In der frühen Kindheit werden durch Sinnestätigkeit und körperliche Aktivität Reize geschaffen – Reize, die diese Verknüpfungen, die Synapsenbildungen, unterstützen.

Die Verbindungen zwischen den Nervenzellen werden komplexer, je mehr Reize durch die Sinnesorgane zum Gehirn gelangen. So haben Hirnforscher herausgefunden, dass sich Säuglinge, die in ihrem ersten Lebensjahr vorwiegend in der Wiege lagen, auffallend langsamer entwickeln als Kinder mit mehr Freiheiten. Einige dieser Wiegenkinder konnten im Alter von 21 Monaten noch nicht sitzen, einige sogar mit drei Jahren nicht richtig laufen. In den USA gibt es mittlerweile Intelligenzschulen für Babys und Kleinkinder. Hier stehen Krabbeln, Kriechen auf instabilem Untergrund, Klettern und Schaukeln auf dem Programm, um geistige Kompetenz zu entwickeln.[4]

10.3 Kreativität

Bewegungsmangel hemmt auch die Entwicklung der kreativen Fähigkeiten. Peter Winterstein, Kinderarzt, lässt Vorschulkinder seit Jahren Strichmännchen malen, um herausfinden (oder zu beweisen), was hoher Fernsehkonsum bei ihnen anrichtet: Die in seiner Praxis entstandenen Zeichnungen zeigen eindrücklich: Je weniger die Kinder fernsehen, so Wintersteins Ergebnis, desto vollständiger sind die Menschen, die sie malen: Sie haben Finger und Füße, Haare und Ohren.[5]

---

[4] „In den USA gibt es ‚Intelligenzschulen' für Kleinkinder. Dort krabbeln und rollen sie in Bewegungslandschaften, in denen sie alle Sinne entfalten können.", sagt Prof. Dr. Renate Zimmer, Organisatorin des Kongresses „Kindheit in Bewegung" an der Universität Osnabrück. NOZ vom 07.07.2010.
[5] Die WELT, „Kaspar Hauser sieht fern", 1 Hinweise Verlag/Setzerei: 06.06.2007.

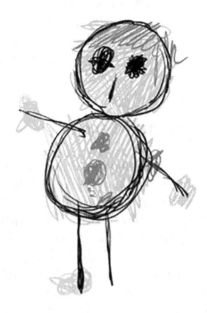

Kinder hingegen, die drei oder mehr Stunden täglich fernsehen, malen offenbar eine andere Sorte Mensch: die Gliedmaßen unnütze Striche, dazu sackartige Rümpfe, die Köpfe überdimensioniert und manchmal jeglichen Ausdrucks beraubt – zuweilen ohne Münder, dafür oft mit tellergroßen Augen.

Als im baden-württembergischen Kabelnetz ein „Baby-TV" auf Sendung ging, erklärte Hirnforscher Manfred Spitzer, dass es keinen Unterschied mache, ob man ein Baby vor den Fernseher setze oder in den Keller sperre.[6]

---

[6]https://www.initiative.cc/Artikel/2009_03_16_willkommen_in_der_wirklichkeit.pdf: „Willkommen in der Wirklichkeit – Die Auswirkungen von Computer- und Video-Spielen und Fernsehen auf die Psyche unserer Kinder und Jugendlichen", 16.03.2009.

Bewegungsmangel durch Fernsehen ist also eine Art Folter für Menschen, ohne dass sie das allerdings realisieren. Mit den Folgen werden sich Psychologen, Psychiater 30 Jahre und Gerontologen 50 Jahre später auseinandersetzen müssen.

10.4 Familie macht schlau

„Der Segen von Familie und Ehe erweist sich geradezu als ein Universalprophylaktikum für Frauen und Männer" (Anmerkung Verfasser: und Kinder), so der Ethiker Professor Thomas Schirrmacher.[7] Zehn Jahre höhere Lebenserwartung als Unverheiratete oder Geschiedene. Das 1,2-Fache an Vermögen, 16 % glücklicher, größere körperliche Unversehrtheit, besser in der Schule, erfolgreicher in Ausbildung/Studium, gesünder und ein erfüllteres Leben. Warum? Weil man sich in einer intakten Familie mehr bewegt, intellektuell, emotional und ganz praktisch.

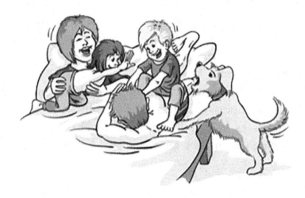

<hr />

[7]Schirrmacher T, Der Segen von Ehe und Familie, Hrsg. im Auftrag von idea und des Instituts für Lebens- und Familienwissenschaften. VKW: Bonn, 2006.

„Bringst du mir bitte mal …?", „Ja ich komme!", „Spring doch rasch mal rüber zum Nachbarn", „Kannst du mal nachschauen?", „Hilf mir doch mal eben". Alles Ereignisse, die sich in einer Familie viel häufiger abspielen als in Singlehaushalten, wo man natürlicherweise sehr viel bequemer sein kann.

In Ehe und Familie ist man gezwungen, aufmerksamer und bereitwilliger zu sein. Man bewegt sich automatisch viel häufiger und hat damit unerwarteten Gewinn. Nebenbei: Auch das Sexualleben wird von Verheirateten als doppelt so glücklich empfunden als von solchen Menschen, die nur so – unverheiratet – zusammenleben.

11

Schlau werden

Wenn Sauerstoff sogar gegen Alzheimer wirkt, kann es umgekehrt auch die Intelligenz verbessern. Wie sich zeigen wird, hat das gesamtheitliche Auswirkungen.

11.1 Was Spitzensportler mit Behinderten verbindet

Die Frage, ob auch Behinderte durch Bewegung Gewinn haben, ist schnell beantwortet: Die Behinderten wünschen sich das ungeduldig. Sie reagieren hocherfreut auf Bewegung und können gar nicht genug davon bekommen. Gleichzeitig tritt genau das ein, was sich bei normal entwickelten Menschen beobachten lässt. Beide haben großen Gewinn.

© Der/die Herausgeber bzw. der/die Autor(en), exklusiv lizenziert durch Springer-Verlag GmbH, DE, ein Teil von Springer Nature 2020
G. von Kunhardt und M. von Kunhardt, *Leichte Bewegung – Gewinn für Herz und Hirn*, https://doi.org/10.1007/978-3-662-62046-5_11

Am deutlichsten wird das beim Training auf dem Trampolin.[1] Das rhythmische Auf und Ab ist beiden gleich und stellt sozusagen Gleichheit her. Das stimuliert ihre geistigen Kapazitäten, viel langsamer zwar, aber genauso zwingend. Deshalb ist auch einleuchtend, sprachgestörte Kinder aufs hochelastische Trampolin zu stellen. Was sich früher ohne Bewegung als äußerst mühsam erwiesen hat, ist jetzt im Eilverfahren zu bewältigen. Die Therapiestunden sprachbehinderter Kinder auf dem Trampolin haben durchschlagenden Erfolg.[2] Sie können nach Übungen auf dem Trampolin leichter sprechen, weil die Muskeln locker werden.

Der Leiter der klinischen psychomotorischen Therapie der Kinder-Psychiatrie Hamm, Horst Göbel, zum hoch elastischen Trampolin: „Es gibt kaum ein geeigneteres Instrument, um Kindern in der Therapie Erfolgserlebnisse zu verschaffen."[3] Sind Spitzensportler klüger? Das kann ebenfalls positiv beantwortet werden. Viele Spitzenmanager waren in jungen Jahren Hochleistungs- oder gar Spitzensportler. Winston Churchill kann als Beispiel genannt werden. Churchill war in jungen Jahren sportlich als Fechter, Schütze, Reiter und Polospieler aktiv. Er nahm als über 70-Jähriger noch an (Reit-)Fuchsjagden teil. Ein weiteres Zitat Churchills schwächt seine oft zitierte Aussage zum Grund seines hohen Alters erheblich ab:»No Sports but whiskey and cigars.« Er sagte nämlich auch: Keine Stunde, die man mit Sport verbringt, ist verloren.[4]

---

[1] www.bellicon.de
[2] https://www.vonkleinaufbildung.de/index.php?id=projekte&prid=2235, Das Trampolin als ideales Übungsobjekt, eingesehen am 09.07.2020.
[3] www.bewegtekindheit.de, Kongress „Bewegte Kindheit", 18.08.2015.
[4] www.zitate-online.de, 11.03.2008.

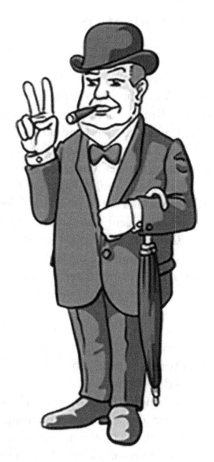

Ich kann hier zig Beispiele von Spitzenmanagern nennen, die früher Spitzensportler waren. Wer es fertig bringt, sein Training so intelligent zu gestalten, dass er Best-leistungen erbringt, kann dies im Beruf ebenso. Ist Sport also wirklich der richtige Weg? Das kann generell bestätigt werden.

11.2 Europa schlägt USA

Als klassisch gilt dabei die 1954 publizierte Studie von Kraus & Hirschland, die beim Vergleich von amerikanischen mit europäischen Kindern eine motorische Überlegenheit der Kinder in Italien, Schweiz und Österreich gegenüber amerikanischen Kindern feststellten.[5]

Beim Kraus-Weber Test – einem Test zur Erfassung von Haltung und minimaler muskulärer Leistungsfähigkeit – lag die Versagerquote („failure rate") in den USA bei 60 %, in Europa unter 10 %. Dies hat folgerichtig im Jahre 1956 durch Präsident Eisenhower zur Gründung des Presidents Council für Fitness in den USA und zu verstärkten sport- und schulpolitischen Aktivitäten zur Steigerung der Leistungsfähigkeit geführt. Seither bewundern wir die Dominanz amerikanischer Leichtathleten und Schwimmer.[6]

Da könnten wir uns die Amerikaner als Vorbild nehmen. Dort dominiert der Sport den Stundenplan. In den USA sind 60 min täglich Sport Pflicht. In Deutschland nur zweimal die Woche.[7]

Gerade solche Studien zeigen eindrucksvoll, welche Bedeutsamkeit einer umfassenden Förderung der kindlichen Motorik zukommt. In einem vier Jahre dauernden Schulversuch mit einer täglichen Sportstunde wurde sozusagen endgültig bestätigt, dass sich nicht nur die motorischen Fähigkeiten, sondern auch andere

---

[5]Bundesministerium für Familie, Senioren, Frauen und Jugend, Forschungsreihe Band 5, 2003 S. 128.
[6]Bonnie Prudden, Kraus-Weber Test History, YouTube, 17.02.2019.
[7]blog.pasch.net.de, Schulsport in Deutschland und in den USA, 05.05.2015.

Kompetenzbereiche (z. B. Sozialverhalten) verbessert haben.[8]

Deswegen wurden wir bereits 2003 von einer mittelfränkischen Schule gebeten, ein Konzept für eine»bewegte Schule« vorzulegen. Der Grund ist einleuchtend: Erstklässler verfügen heute über eine schlechtere Gesamtkoordination als früher. Die Unterschiede sind bei Stadtkindern ausgeprägter als bei Landkindern. Die Auffälligkeiten werden mit zunehmendem Alter größer.

Inzwischen gibt es in Deutschland viele „Bewegte Schulen". Die dort gezeigten Leistungen sind überzeugend.

In unserem Konzept für eine „bewegte Schule" haben wir ein Motivationsprogramm entwickelt, das Lehrer, Schüler wie auch die Eltern zu einem insgesamt bewegteren Leben veranlassen soll. Sport allein genügt heute nicht mehr. Weil uns die Technik immer mehr muskuläre und besonders feinmotorische Arbeit abnimmt, muss das ganze Leben auf anderem Wege von mehr Bewegung durchdrungen werden.

11.3 Täglich Sport – weniger Unfälle

Auf der Suche nach Möglichkeiten, uns alle zu mehr Bewegung zu veranlassen, fallen mir natürlich Kitas und Schulen ein. Da gäbe es die besten Möglichkeiten, die Prägung für ein insgesamt bewegtes Leben zu verankern. Das hat sich bestätigt und zwar in umgekehrter Weise.

---

[8]Anne Dewitz, Täglicher Schulsport macht klüger, Hamburger Abendblatt, 10.03.2016.

Die wohl dazu bedeutendste Untersuchung stammt von Raczek, der auf der Basis von vier Follow-ups über einen Zeitraum von 30 Jahren bei insgesamt 10.015 in Oberschlesien (Polen) untersuchten Kindern und Jugendlichen zu der Aussage kommt, dass sich über den gesamten Zeitraum hinweg ein ständig zunehmender und hochsignifikanter Leistungsrückgang zeigt. Dieser Negativtrend zeigt sich für beide Geschlechter, am deutlichsten im konditionellen Bereich. Grund: eine weiter abnehmendes Bewegungsverhalten.[9]

Das Fazit dieser Studie: Die zunehmende Technisierung (Computer, Smartphone, Internet, Spielkonsolen, IPad etc.) verändert unsere Lebensbedingungen hin zur Bewegungsarmut. Schule und Freizeitsport können nicht in ausreichendem Maße entgegenwirken, weil sie selbst mit diesen Medien arbeiten müssen, und beschleunigen diesen Negativ-Prozess.

In der ehemaligen DDR wurden beispielsweise die Jungen und Mädchen aller Altersgruppen im 25-jährigen Vergleichszeitraum von 1975 bis 2000 im Durchschnitt rund 5 cm größer und 3 bis kg schwerer. Gleichzeitig nahmen die Testleistungen in der Bundesrepublik im Ausdauerlauf, beim Rumpfbeugen und im Standweitsprung deutlich ab. Die Ergebnisse zeigen sehr eindrucksvoll, wie schleichend die motorische Leistungsfähigkeit unserer Kinder und Jugendlichen in den vergangenen 25 Jahren abgenommen hat. Im Durchschnitt beträgt die Leistungsabnahme bei uns rund 10 %. Kein Wunder, dass uns PISA schlechte Noten gibt.

Keiner scheint den Bewegungsrückgang bemerkt zu haben. Jetzt ist das Geschrei aber groß. Politiker,

---

[9]www.researchegate.net, Motorische Leistungsfähigkeit, körperlich-sportliche Aktivität und Gesundheit von Kindern und Jugendlichen, 16.11.2014.

Pädagogen und Eltern müssen die Herausforderung annehmen und den Heranwachsenden durch variable Bewegungsangebote die Chance geben, sich durch körperliche und sportliche Aktivität besser entwickeln zu können.

Fasst man den Wissenstand zur motorischen Leistungsfähigkeit zusammen, wissen wir, dass sich die Lebenswelt heutiger Kinder und Jugendlichen in einem entscheidenden Maße verändert und hinsichtlich notwendiger Bewegung drastisch verschlechtert hat. Das verbesserte Training im organisierten Sport kompensiert nicht die fehlende Alltagsbewegung. Die Abnahme der Leistungsfähigkeit von Kindern und Jugendlichen gegenüber früheren Generationen hat die Pisa-Studie eindrücklich festgestellt.

11.4 Wechselbeziehungen

In einer anderen Studie wird berichtet, nach der Vorschulkinder kaum rückwärtsgehen können. Sie lernen es nicht mehr. Früher konnten alle Kinder noch rückwärtsgehen, heute nur noch 20 %.[10] In Schleswig–Holstein wurde aus diesem Grund ein neues Schulfach „Bewegungsschulung" zusätzlich zum Sportunterricht angeregt.

Damit sind die sog. Grundfertigkeiten des Laufens, Springens und Werfens wie auch komplexe sportmotorische Fertigkeiten, z. B. Dribbeln, Passen, Kraulen, Rad fahren, Balancieren gemeint. Voraussetzung dafür sind motorische Fähigkeiten wie Kraft, Ausdauer, Schnelligkeit, Koordination und Beweglichkeit.

---

[10]www.waz.de, Immer weniger Kinder können rückwärts laufen, 13.01.2017.

Und genau da hapert's schon: Denn die Ausprägung dieser motorischen Fähigkeiten bestimmt die Qualität der Entwicklungs-, Lern- und Leistungsprozesse.[11] Zwischen den motorischen Fähigkeiten und den motorischen Fertigkeiten bestehen jedoch wechselseitige Beziehungen. Das eine kann sich ohne das andere nicht entwickeln.

Eine Grundschule in Hessen hat deshalb schon in den Neunzigerjahren die tägliche Spielsportstunde für alle Schüler zur Pflicht gemacht – auf Kosten anderer Fächer und unter anfänglichem Protest vieler Lehrer.

Die Konsequenzen verblüfften das Kollegium: Wie die Raufereien auf dem Schulhof, gingen auch Unfälle und Verletzungen deutlich zurück. Übergewichtige machten rasante Fortschritte, auch in Sachen Integration. Die Konzentrationsfähigkeit der Kinder im Unterricht nahm zu – bis hin zu der Tatsache, dass die Lehrer nach eigenen Aussagen jetzt etwa 15 % mehr Schüler fürs Gymnasium empfehlen können.

---

[11]Fabian Wolf, Magisterarbeit Frühkindliche Bildung – Mathematische Grundlagen spielerisch bewegt fördern, S. 17, Diplomica Verlag GmbH, Hamburg, 2010.

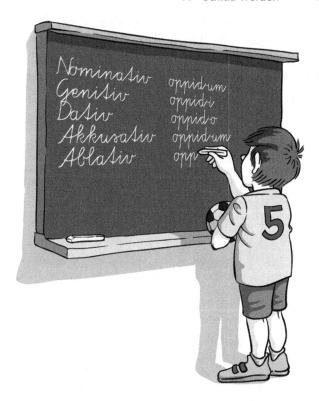

Das Projekt wurde wissenschaftlich begleitet und hatte tatsächlich Folgen in der Gesetzgebung.[12] Das ist hocherfreulich. Man fragt sich, weshalb das immer noch nicht bundesweiter Standard ist …

Es wird noch ein weiter Weg bis dahin. Denn jetzt ist eine Gegenbewegung im Kommen: das Elterntaxi. Kinder werden überall hingefahren. Zur Schule, zum Treffen mit

---

[12]Hessisches Schulgesetz in der Fassung vom 30. Juni 2017 (GVBl. S. 150), geändert durch Gesetz vom 3. Mai 2018 (GVBl. S. 82).

Freunden, zum Verein, etc. Interessant dabei: Je höher der Bildungsgrad der Eltern, desto häufiger fahren sie ihre Kinder.[13] Die Zahlen schwanken zwischen 10 und 65 % aller Schüler, die bereits heute so zur Schule gebracht werden.

---

[13]NZZ v. 25.01.2020.

12

Werfen, Fangen und Springen steigert den IQ

„Durch Sport lässt sich der IQ eines Kindes um mehrere Punkte steigern. Denn Springen, Hüpfen, Werfen und Fangen aktivieren nachweislich wichtige Hirnbotenstoffe, die an der Bildung von Nervengewebe und Nervenzellen beteiligt sind. Außerdem wird das Gehirn stärker durchblutet. Die wichtige Hand-Auge-Koordination wird gefördert. Bewegte Kinder sind intelligente Kinder. Die schulischen Leistungen liegen im Durchschnitt um 0,8 Noten besser als bei Sportmuffeln." So Hirnforscher Hannes Obertsen.[1]

---

[1]Hirnforscher Dr. Hannes Obertsen von Jutta Junge in TV Hören und Sehen vom 15.09.2006.

© Der/die Herausgeber bzw. der/die Autor(en), exklusiv lizenziert durch Springer-Verlag GmbH, DE, ein Teil von Springer Nature 2020
G. von Kunhardt und M. von Kunhardt, *Leichte Bewegung – Gewinn für Herz und Hirn*, https://doi.org/10.1007/978-3-662-62046-5_12

12.1 Begreifen

Die Hirnforschung zeigt in der Tat, dass Muskelaktivitäten und speziell koordinierte Bewegungen zur Produktion von Neurotrophinen führen, die das Wachstum von Nervenzellen anregen und die Anzahl neuronaler Verbindungen vermehren. Dabei meint Bewegung mehr als einfach nur Sport, sondern motorische Aktivität im weitesten Sinne.

Das Gehirn arbeitet nicht als isoliertes System unabhängig von weiteren Funktionsabläufen und aktuellen Zuständen im Gesamtkörper. Muskelaktivität, Enzymhaushalt, Botenstoff-Milieus etc. sind unmittelbar einbezogen und für Denk- wie Lernleistungen offensichtlich von großer Bedeutung. Das ist zwar alles ein wenig trocken und vielleicht zu wissenschaftlich geschrieben, aber nur so lassen sich die erstaunlichen Zusammenhänge erklärbar machen. Forschungsarbeiten zur Dynamik und zur Organisation von Stoffwechselprozessen bestätigen die Neubildung und Umstrukturierung neuronaler Netze im Gehirn.

Die Bielefelder Neurowissenschaftlerin Gertraud Teuchert-Noodt ist sich sicher, dass ein Lernen ohne Bewegung, ohne Rückkopplung von Sensorik und Motorik somit kaum denkbar ist.[2] Allein durch Bewegung und die damit eng verknüpfte Sensorik werden die grundlegenden Verbindungen zwischen Nervenzellen im Gehirn gebildet, erhalten und verstärkt. Der Ausdruck „begreifen" bringt es auf den Punkt: etwas anfassen, betasten, bewegen und verinnerlichen. Dann hast du's begriffen.

Das erst schafft dauerhafte Lerneffekte. Deswegen haben Schulen wie Peter Petersen oder Montessori, wo es während des Unterrichts erlaubt ist, dass Schüler aufstehen

---

[2]Research on Steiner Education, Vol 6 Special issue/ENASTE pp. 22–28, December 2015.

und herumgehen dürfen, offenbar schlauere Schüler. Andere Forschungsarbeiten haben gezeigt, dass Kinder mit guten Ergebnissen bei der Gesamtkörperkoordination in Konzentrationstests am besten abschneiden. Für diesen „Reifungsprozess", der die höchsten Hirnareale bis zum zwanzigsten Lebensjahr besonders aktiviert, ist die interne Verarbeitung entscheidend.

12.2 Bewegung fördert Selbstheilung

Gleichzeitig sorgt Bewegung (durch die von unseren Sinnen aufgenommenen Reize und Impulse) für eine ausgewogene Funktionsweise des zentralen Botenstoffsystems im Gehirn. Bewegung fördert in unübertroffener Weise die Entstehung dauerhafter Lerneffekte. Das gilt nicht nur für die Schulzeit, das gilt lebenslang.

„Allein die Reifung des Stirnhirns", schreibt Gertraud Teuchert-Noodt, die den Zusammenhang von Hirnforschung und Bewegung zu einem Schwerpunkt ihrer Forschungsarbeit gemacht hat, „dauert etwa bis zum 18. Lebensjahr. Die Dauer dieser Entwicklung ist unter anderem auf die langsame Einreifung von Dopamin ins Stirnhirn zurückzuführen.

Dopamin veranlasst als Botenstoff systematisch die notwendige Umstrukturierung der neuronalen Netze des Stirnhirns sowie die Bildung neuer synaptischer Kontakte. Die Reifung dieser Dopaminfasern ist aktivitätsabhängig."[3] Deswegen ist zu vermuten, dass der Morbus Parkinson eine Folge dieser Defizite ist.

---

[3]https://de.wikipedia.org/wiki/Langzeitpotenzierung Um **neue** Wörter oder Fähigkeiten zu erlernen oder zu verbessern, werden durch … Auf Ebene der Neurone ist Lernen also nichts anderes als die **aktivitätsabhängige** Veränderung von Verschaltungsmustern und eingesehen am 10.07.2020.

Eine latente Gefahr besteht, weil die Balancen innerhalb dieses sensiblen Interaktions- und Botenstoffsystems durch Bewegungsmangel – wie übrigens auch durch Drogenkonsum – empfindlich gestört werden können. Das behindert die Arbeit der Selbstheilungskräfte zur Ausbalancierung des Fließgleichgewichtes im chemischen Haushalt unseres Körpers (Homöostase).

Dieser Funktionszusammenhang ist nicht nur in den ersten Jahren der Entwicklung von Bedeutung, sondern prägt Lernen bzw. Anpassungsprozesse im Gehirn auch im Erwachsenenalter. Das zeigen inzwischen viele neue Studien. Alles noch mehr Gründe, um in jedem Alter aktiv zu bleiben. Je vielfältiger der Reiz, desto größer die Anpassung.[4]

---

[4]Lienhard L et al. (2020) Neuronale Heilung, riva verlag, München.

13

Stresskompensation

Um den Stress unseres beschleunigten Lebens unter Kontrolle zu bekommen, greifen wir nach Strohhalmen. Kopfstand, Auszeit, Yoga … Aber das einfachste aller Mittel ist Bewegung.

13.1 Dem Jetlag ein Schnippchen schlagen

Als ehemaliger Spitzensportler und Trainer von Spitzensportlern weiß ich, dass mit jeder überflogenen Zeitzone ein Zusatztag für die Regeneration eingeplant werden muss, um wieder Spitzenleistungen vollbringen zu können. Wie Golfer oder Tennisspieler des weltweiten

© Der/die Herausgeber bzw. der/die Autor(en), exklusiv lizenziert durch Springer-Verlag GmbH, DE, ein Teil von Springer Nature 2020
G. von Kunhardt und M. von Kunhardt, *Leichte Bewegung – Gewinn für Herz und Hirn,* https://doi.org/10.1007/978-3-662-62046-5_13

Spielerzirkus damit klarkommen, ist mir rätselhaft. Aber es erklärt auch die auffallenden Leistungsschwankungen.

Ich weiß aus Erfahrung, dass mir nach langen Flügen über den Atlantik regelmäßig die Spritzigkeit fehlte und ich mich noch tagelang müde fühlte. Erst langsam stellte sich die alte Leistungsfähigkeit wieder her. Die Zeitverschiebung ist eine herbe Belastung für das Funktionieren des Körpers.

Interessant ist jedoch, dass wir diese Wiederherstellungszeit drastisch dann kürzen konnten, wenn wir uns gezielt mehr bewegt haben. Erst langsam, dann immer fleißiger legten wir zusätzliche erfrischende Trainingseinheiten ein, um festzustellen, dass durch moderate Bewegung der Organismus wie von einer Vitaminspritze vitalisiert wurde.

Bei uns selbst stellen meine Frau und ich mit zunehmendem Alter ein ähnliches Problem mit der Erholungsfähigkeit fest. Die Summe der Eindrücke, Reize, Rücksichtnahmen, Arbeitseinsätze bei beruflichen Aufträgen, die mit Autofahren, Fliegen, Referieren und vielen Menschen und Hotelübernachtungen zu tun haben, verursacht bei uns eine ähnliche Müdigkeit wie ein Jetlag. Wir sind tags drauf müde. Der Kopf ist müde. Keine Lust zu nichts, außer unsere Ruhe haben. Da hilft nur eins: Bewegung.

Am besten geht es mit einer Runde Joggeln, dem bummelnden Laufen oder Schwingen auf dem hoch elastischen Trampolin und zwischendrin absichtslose Pausen. Das Geheimnis ist: sich lockern, Muskeln und Bindegewebe zum Stoffwechsel anregen, um Sauerstoff als Lebenselixier in unseren Organismus zu pumpen. Wir regenerieren doppelt so schnell wie sonst. Sofa und Liegestuhl bringen nicht halb so viel …

13.2 Der Wert von Pausen

Allerdings investieren wir dafür einen vollen Tag, an dem wir sonst nichts tun! Die Beweglichkeit des Gehirns wird umso schneller, je deutlicher die Pausen sind. Das hat Hirnforscher Nils Birbaumer eindrucksvoll nachgewiesen. Er berichtet Folgendes: „In unseren Untersuchungen zur Dynamik des menschlichen Gehirns bei produktiven geistigen Tätigkeiten konnten wir sozusagen empirisch bestätigen, dass die Wahrscheinlichkeit für das Auftreten neuer, überraschender Erkenntnisse und zu nie gekannten Einsichten zu kommen dann am größten ist, wenn wir das menschliche Gehirn in Ruhe lassen, möglichst abgeschirmt von dem endlosen, die Aufmerksamkeit bindenden äußeren Reizstrom. Unser gegenwärtiger Weltzustand bietet das gegenteilige Bild, sein wesentliches Charakteristikum scheint im Aufdringen überflüssiger Informationen zu bestehen."[1] Deshalb ist die intellektuelle Leistungsfähigkeit nach stressreichen Tagen reduziert.

Ruhepausen sind dann von besonderer Bedeutung.[2]

Und noch etwas: Seit Daniel Golemann in seinem Bestseller Die emotionale Intelligenz[3] beschrieben hat, dass es falsch ist, die Leistungsfähigkeit eines Menschen nur von seinen Zeugnisnoten abzuleiten, wissen wir, dass es neben der theoretischen Intelligenz, der logischen Kombinationsfähigkeit, auch eine emotionale Intelligenz gibt, die sogar die größere Bedeutung hat.

---

[1]Prof. Dr. Nils Birbaumer, Hirnforscher, Uni Tübingen, in seiner Dankesrede anlässlich des ihm verliehenen Gottfried-Wilhelm-Leibnitz-Preises am 17.01.1995 im Wissenschaftszentrum, Bonn.

[2]www.swr.de, wissen, 16.04.2014.

[3]Goleman D (1995) EQ. Emotionale Intelligenz, Bantam Books New York.

Wenn man also weiß, dass wir mehrere voneinander unabhängige Intelligenzen besitzen, leuchtet ein, dass der durch Bewegung ausgelöste Sauerstoffschub buchstäblich alle Bereiche unseres Körpers beseelt, schneller macht und inspiriert. Also nicht nur die Muskelleistung verbessert, sondern in allen organischen Bereichen, besonders im Gehirn gewinnbringend ist. Das erklärt auch die vorher beschriebene Verbesserung des sozialen Klimas durch Bewegung.

Gertrud Höhler hat erkannt, dass das tägliche Training dem Kopf den Glanz verleiht, mit dem man die Herzen der Menschen gewinnt.

14

Es ist überprüfbar

Oft wird über unseren sportlichen Eifer gelächelt. Man sagt: „Ja, ja, aber sicher weiß man das nicht. Krankheit kann jeden treffen." Mag sein. Wir überschauen schon ein langes Leben und können voller Freude sagen, dass es in unserem Falle stimmt. Seit über dreißig Jahren sind wir nicht mehr an einer entzündlichen Störung erkrankt. Alternsbedingter Verschleiß, ja. Verringerte Kondition, ja. Aber jeden Tag sind wir für unsere erneut erhaltene Gesundheit und Leistungsfähigkeit dankbar.

© Der/die Herausgeber bzw. der/die Autor(en), exklusiv lizenziert durch Springer-Verlag GmbH, DE, ein Teil von Springer Nature 2020
G. von Kunhardt und M. von Kunhardt, *Leichte Bewegung – Gewinn für Herz und Hirn*, https://doi.org/10.1007/978-3-662-62046-5_14

14.1 Gesund sterben

Für Hirnforscher Johannes Holler ist Sport die „conditio sine qua non", die Bedingung für unsere Intelligenz.[1] Sport lässt die Muskeln arbeiten und erhöht damit den Stoffwechsel auch im Gehirn. ARD-Wissen weiß: Muskeln und Hirn im Alter: Use it or lose it![2] Dieser Zusammenhang wird meist übersehen.

Obwohl die Zahlen für Herzinfarkte, Krebserkrankungen, Depressionen, Diabetes und Demenzen schwindelerregend sind, der Schrei nach Bewegung bleibt aus. Herz, Hirn: Alle Organe lechzen nach Sauerstoff. Aber lediglich 16 % der Bevölkerung sind wirklich muskelaktiv, hat die Universität München jetzt veröffentlicht.[3]

[1]https://sportakademie-richter.de/zusammenhang-koerper-licher-und-geistiger-fitness/, 04.09.2014.
[2]Krafttraining im Alter, W wie Wissen, ARD Das Erste, 23.11.2019.
[3]Studie der Weltgesundheitsorganisation (WHO) in SPIEGEL Gesundheit 05.09.2018.

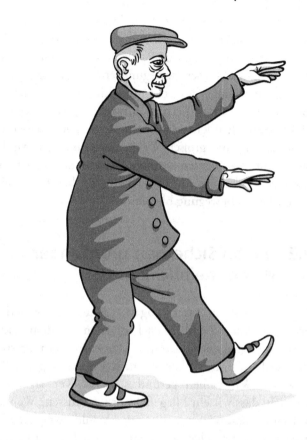

Statt in Bewegung zu kommen, reagieren wir irrational: Auf der Titelseite deutscher Zeitungen stand kürzlich eine Meldung, die Schaudern hervorruft: 30 % der Bundesbürger würden sich lieber selbst töten, als in ein Pflegeheim zu gehen. Das ist für die meisten wahrscheinlich – mit Recht – eine Horrorvorstellung. Dass sie es selbst verhindern können, sagt ihnen niemand: schade eigentlich!

Wenn man bei google die Stichworte Bewegung und Intelligenz eingibt, bekommt man über eine Million Treffer, meist in Verbindung mit Kindern, Schule und Behinderten. Dass aber Bewegung ein Leben lang große Auswirkungen auf die Leistungsfähigkeit des Gehirns hat, wird an der dramatischen Entwicklung von Demenzerkrankungen deutlich. Man kann heute sagen, dass diese Erkrankungen mit großer Wahrscheinlichkeit selbst bei denen verhindert werden können, die dazu eine genetische Disposition haben, wenn die Menschen – besonders feinmotorisch – in Bewegung bleiben.

14.2 Mit an Sicherheit grenzender Wahrscheinlichkeit

Wildor Hollmann sagt sogar: „Mit an Sicherheit grenzender Wahrscheinlichkeit kann man mit dem Faktor Bewegung Alzheimer und andere Demenzen verhindern."[4]

Meine Frau und ich bekennen, was wir uns persönlich wünschen: Wir wollen gesund sterben! Wer sagt denn eigentlich, dass wir ein Pflegefall werden müssen? Wenn es denn sein muss, wollen wir es mit Geduld ertragen. Aber vorher werden wir alles tun, damit dies nicht eintritt: Deshalb laufen wir für ein vitales, inspirierendes Leben und wir laufen gewissermaßen auch um unser Leben.

Wenn wir uns mit Gleichaltrigen messen, schneiden wir gesünder und leistungsfähiger ab. Wir haben sie gewissermaßen überholt. Das kannst auch du. Es geht leichter, als du denkst. Öffne die Augen für zusätzliche Bewegungsmöglichkeiten. Da gibt es mehr, als du denkst.

---

[4]Prof. Dr. med. Wildor Hollmann, Sportärztliche Weiterbildung, Kurhaus Langeoog, 16.06.2004.

Unser täglicher Rhythmus sieht so aus: Jeden Tag wechseln wir zwischen Laufen (Joggeln) und Trampolin (Schwingen). Variationsreich bewegen wir uns auf dem hoch elastischen Trampolin bei inspirierender Musik. Außerdem suchen wir durch den ganzen Tag nach zusätzlicher Bewegung, wie das Zähneputzen in der Ski-Abfahrtshocke, das Rasieren oder Föhnen auf einem Bein. Wir tragen bewusst Schuhe mit Schnürsenkeln, knöpfen Manschetten, binden Schlipse, schälen Kartoffeln, stopfen Strümpfe, spielen Klavier usw.

Es ist so leicht möglich, sich durch Bewegung geistig und körperlich fit und frisch zu halten. Denn ein Tag ohne zusätzliche Bewegung ist ein verlorener Tag!

14.3 Rufer in der Wüste

Eigentlich ist alles einfach. Aber niemand will es so richtig hören. Trotzdem ist es wahr. Es lohnt sich, sofort anzufangen. Für jeden. Dabei gibt es nur Gewinner. Der Lohn ist groß. Das Sprichwort von Goethe bringt es auf den Punkt: „Es ist ein Unterschied, ob wir jämmerlich wie arme Hunde leben, oder wohl und frisch."[5] Die Corona-Krise hat gezeigt, dass Menschen mit einem funktionierenden Immunsystem keine Angst davor haben müssen. 90 % der Corona-Infizierten sind gar nicht krank geworden.

Ihre Immunabwehr hat das Virus in Schach gehalten. Viele Tausende von Corona-Toten könnten noch leben, wenn sie sich nur mehr bewegt und ihre Immunkraft gestärkt hätten.[6] Zum Schluss der ehemalige

---

[5]www.books.google.de, Dr. Wilhelm Bode, Goethes Lebenskunst, 2018.
[6]Sucharit Bhakdi, Medizinische Mikrobiologie, Universität Mainz, Servus TV, 29.04.2020.

Ärztekammerpräsident und heutige Vorstandsvorsitzende des Präventologen-Verbandes Dr. med. Ellis Huber: „Die stärksten gesundheitsförderlichen Kräfte für alte Menschen sind Bewegung, Sonne und Licht und vor allem das Empfinden, mein Leben hat Sinn, Bedeutung und noch Perspektiven und ich bin nicht allein. Am Allerwichtigsten ist, wer immer das kann und wo immer das geht: Moderater Sport, möglichst in der freien Natur, alleine oder zu zweit (keine Überanstrengung bitte, diese schädigt das Immunsystem)."[7]

Es ist gesagt, geschrieben und unwiderlegbar: Bewegung ist Leben. Das Geheimnis liegt in der Überwindung der eigenen Bequemlichkeit. Wenn wir bedenken, wie viel Mehrwert dadurch entsteht und der Lebenswert steigt, müsste das eigentlich als Ermutigung reichen. Für unsere Haustiere bringen wir das locker und die Fitness profitiert.

Wenn der innere Schweinehund immer noch zu groß sein sollte, dann kauf dir einen Hund. Der wedelt mit dem Schwanz so lange, bis du mit ihm Gassi gehst. Zum Vorteil deiner Gesundheit. Und wenn du Allergiker bist oder der Vermieter das nicht erlaubt, dann tu so, als hättest du einen Hund. Deshalb unser Tipp: Führ dich selber aus so wie deinen Hund.

---

[7]Ellis Huber, Vorstandsvorsitzender des Berufsverbandes der Präventologen, Informationen zu Corona, 02.04.2020.

15

Beispiele für ein bewegtes Leben

Zeichnungen von Karl Bihlmeier als Taschenkarten! Die unten gezeigten Situationen sind nur Symbol-Beispiele. Hier sind besonders kleinmotorische Fingerfertigkeiten, Balance- und Koordinationsmöglichkeiten gemeint, wie z. B. Strümpfe stopfen, Kartoffeln schälen, Schuhe zubinden, Klavier oder Gitarre spielen, Unkraut zupfen, Computer schreiben, Zeichnen, Briefe schreiben mit der Hand etc. (Dies jeweils als Themengruppe auf eine „Taschenkarte", die man sich zielgerichtet als Animation/ Erinnerung deponieren kann …).

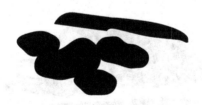

Tipp 1 Bewusst Kartoffeln schälen

© Der/die Herausgeber bzw. der/die Autor(en), exklusiv lizenziert durch Springer-Verlag GmbH, DE, ein Teil von Springer Nature 2020
G. von Kunhardt und M. von Kunhardt, *Leichte Bewegung – Gewinn für Herz und Hirn*, https://doi.org/10.1007/978-3-662-62046-5_15

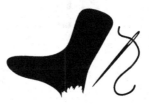

Tipp 2   Regelmäßig eine Stopf- und Flickstunde einplanen

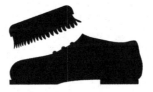

Tipp 3   Regelmäßig die Schuhe putzen

Tipp 4   Jeden Tag ein wenig Unkraut zupfen

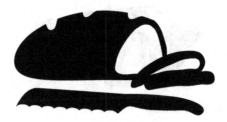

Tipp 5   Das Brot mit der Hand schneiden

Tipp 6 Öfter mal eine Postkarte oder einen Brief schreiben

15.1 Beispiel Familie

Tipp 1 Jeden Abend eine halbe Stunde spazieren gehen

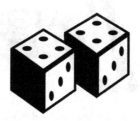

Tipp 2 Einmal in der Woche ein Würfelspiel spielen

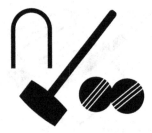

Tipp 3 Krockett im Garten, Wikingerschach, Federball, Boccia, Dart etc.

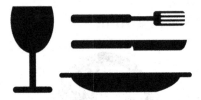

Tipp 4 Abwechselnd Tisch decken, Hund ausführen, abwaschen, Wäsche aufhängen etc.

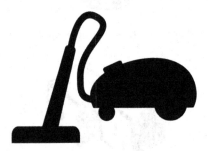

Tipp 5 Abwechselnd staubsaugen, Betten machen, Zimmer aufräumen

Tipp 6   Bürgersteig kehren, Schnee fegen, Mülleimer leeren

15.2 Beispiel Autofahren

Tipp 1   Ausatmen und die Schultern fallen lassen, auch Bauch einziehen – fünf Sekunden halten – locker lassen. Immer wieder möglichst viele Muskeln kurz an- und entspannen

Tipp 2   Immer wieder die Schultern wechselweise anheben, Gesäß- und Bauchmuskeln anspannen, Lenkrad „zusammen-drücken" und „auseinanderziehen"

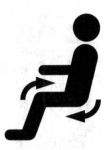

Tipp 3 Rhythmische Beckendrehungen machen (z. B. im Autobahnstau wie bei Hula-Hoop), um die Wirbelsäule zu entspannen

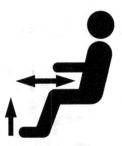

Tipp 4 Knie im Sitzen wechselweise vor- und zurückschieben (natürlich nur bei haltendem Fahrzeug) oder im Stehen auf den Zehenspitzen wippen (nur auf dem Parkplatz)

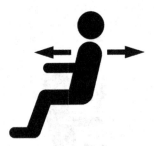

Tipp 5 Schultern vor- und zurückziehen und Schulterblätter zusammendrücken. Außerhalb des Fahrzeuges kann man die Hände und Arme wie leere Schläuche ausschütteln

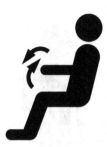

Tipp 6 Bei Pausen die Hände abwechselnd mit der Handfläche nach oben drehen. Die Fingerspitzen werden mit der anderen Hand nach unten gezogen

15.3 Beispiel Büro

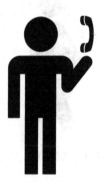

Tipp 1 Beim Telefonieren aufstehen

Tipp 2 Immer wieder die Schultern wechselweise anheben, Gesäß- und Bauchmuskeln anspannen

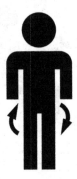

Tipp 3   Rhythmische Beckendrehungen machen (wie bei Hula-Hoop), um die Wirbelsäule zu entspannen

Tipp 4   Oft aufstehen, herumgehen

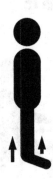

Tipp 5   Im Stehen auf den Zehenspitzen wippen

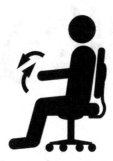

Tipp 6 Bei Pausen die Hände abwechselnd mit der Handfläche nach oben drehen. Die Fingerspitzen werden mit der anderen Hand nach unten gezogen

15.4 Beispiel Kita und Schule

Tipp 1 Orientierungslauf auf dem Spiel-/Schulhof

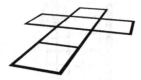

Tipp 2 Hüpfekästchen, Gummitwist, Seilspringen zu mehreren

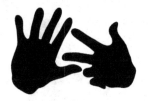

Tipp 3   Fingerspiele

Tipp 4   Basteln, Scherenschnitte, Flechten

Tipp 5   Handarbeiten, Sticken, Stricken, Stopfen, Knopf annähen

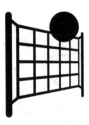

Tipp 6   Spiele wie Wer fürchtet sich vorm schwarzen Mann? Fischer, Fischer, wie tief ist das Wasser? Treibball, Brennball, Völkerball, Volleyball, Basketball

16

Besonders empfehlenswerte Sportarten

Eine für ältere Leute geeignete Sportart ist z. B. das „Nordic-Walking". Nachfolgend einige weitere Sportarten

- Golf spielen
- Wandern
- Reiten
- Orientierungslaufen
- Tanzen (Volkstanzen)
- Krafttraining
- Fußball
- Handball
- Basketball
- Volleyball
- Tennis

© Der/die Herausgeber bzw. der/die Autor(en), exklusiv lizenziert durch Springer-Verlag GmbH, DE, ein Teil von Springer Nature 2020
G. von Kunhardt und M. von Kunhardt, *Leichte Bewegung – Gewinn für Herz und Hirn*, https://doi.org/10.1007/978-3-662-62046-5_16

Auch empfehlen wir alle Spielarten, bei denen die Hände (Wikingerschach) oder die Finger (Mensch ärgere dich nicht) besonders beteiligt sind.

Printed in the United States
By Bookmasters